대한민국
화장품의 비밀

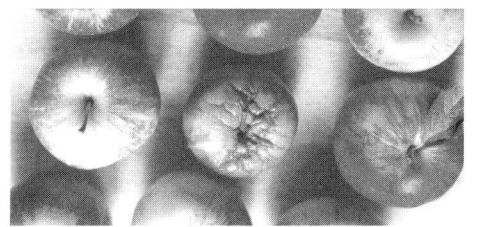

많이 바를수록 노화를 부르는

대한민국 화장품의 비밀

구희연 · 이은주 지음

많이 바를수록 노화를 부르는
대한민국 화장품의 비밀

초판 1쇄 펴낸날 2009년 4월 10일
초판 15쇄 펴낸날 2012년 8월 24일

지은이 I 구희연·이은주
펴낸이 I 하연수
펴낸곳 I 기획출판 거름

출판등록 I 제 7-11호(1979년 6월 28일)

121-820 서울시 마포구 망원동 338-78 정하빌딩 2층
이메일 I keorum1@naver.com
Tel (02)333-2121 I Fax (02)333-7877

ISBN 978-89-340-0378-6   13570

• 책값은 뒤표지에 있습니다.

저자의 말

화장품 전성분 확인은 화장품 선택의 필수다

10대일 때는 세련된 숙녀를 동경했다. 엄마가 안 계실 때면 화장대에서 몰래 이것저것 발라보곤 했다. 주말에 친구들과 약속이 있으면 얼굴을 하얗게 만들어주는 트윈케이크를 바르고 립스틱도 발랐다. 집으로 돌아와선 평상시처럼 비누로 세안을 했지만 이때만 해도 청춘의 심벌인 여드름 따위는 없었다.

 20대, 드디어 어른이 되었고 아름다운 여성이 되고 싶었다. 꾸미는 것은 여자의 특권이라 생각하시는 엄마 덕분에 많은 화장품을 사용할 수 있었다. 취직을 하고 경제적 능력이 생기자 본격적으로 나만의 화장품을 구입하기 시작했다. 전 세계의 톱 여배우들이 선보이는 새로운 상품들을 추종하느라 화장대엔 수십 만 원, 수백 만 원대의 제품이 빼곡하게 쌓여갔다.

그런데 대학 시절부터 스멀스멀 올라오던 뾰루지가 없어지지 않았고 세안 후 피부는 심하게 건조하고 당겼다. 그저 화장품이 안 맞아 그런 줄 알고 절반도 채 쓰지 않은 화장품을 새것으로 바꾸는 일이 비일비재했다. 나중에는 피부과에서 추천한 고가의 프랑스제 화장품까지 써봤지만 피부 상태는 악화되기만 했다. 조급해졌고, 덩달아 귀도 얇아졌다. 누군가가 비누가 좋지 않다고 말하면 클렌징 폼을 사서 열심히 썼고, 또 누군가가 콩기름이 좋다고 하면 또 콩기름으로 열심히 세안했다.

이렇듯 필자들에게도 남들의 말에 좌우되던 옛날이 있었기에, 누군가가 어떤 화장품이 좋다고 하면 나도 사야 직성이 풀리는 분들을 이해한다. 필자들 역시 요정의 지휘봉 하나로 재투성이 아가씨가 신데렐라로 변신하듯, 피부에 닿기만 해도 엄청난 효과를 보여줄 꿈의 화장품을 만날 수 있을 거라는 기대감으로 장업계에 발을 들여놓았다.

결론부터 말하자면, 지금 30대인 필자들은 여전히 아름답고 싶고 동안으로 보이고 싶지만, 지금껏 사용하던 화장품을 모두 버리고 단출하게 화장수, 크림, 자외선 차단제만을 사용한다. 피부는 20대 때보다 훨씬 덜 건조하고 아무 문제가 없다.

또한 화장품을 고를 때 이전과 달라진 점이 있다면 누군가가 좋다고 해서, 또는 광고에 혹해서 구입하는 게 아니라 내게 맞는 성분을 사용했는가, 들어가서는 안 될 성분이 들어갔는가에 주안점을 둔다는 점이다.

화장품을 왜 많이 바르는가

　불황을 모르는 화장품 시장은 치열한 아이디어와 마케팅의 전장이다. 화장품을 많이 사고 많이 바르게 하려고 스킨·부스터·토너, 로션·에센스·세럼·크림 등의 새로운 이름들을 쏟아낸다.
　그러나 이름만 다른 이 제품들은 점성에 차이가 있을 뿐 실제로는 똑같은 제품들이다. 여기에 제품마다 미백이니 주름이니 보습이니 노화 방지니 하는 기능성 명칭까지 집어넣는다. 왠지 위에 언급한 제품들을 다 발라야 할 것 같지 않은가?
　이렇게 우리는 화장품 회사의 광고 홍수 속에서 많이 발라야 피부 노화를 늦출 수 있고, 많이 바를수록 좋은 거라는 교육을 은연중에 받아왔다. 스킨-로션-에센스-크림을 기본적으로 갖춰 순서대로 발라야만 한다고 대한민국 여성들을 세뇌하는 것은 가장 대표적인 화장품 회사의 거짓말이다.
　우리나라에만 있는 '기초 4종 세트'의 개념은 대체 뭐란 말인가? 4종으로도 모자라 홈쇼핑 등에서는 십 몇 종 세트마저 팔고 있으니, 이는 그저 화장품을 많이 팔기 위한 화장품 회사의 상술일 뿐이다. 화장품 연구 개발에 들이는 비용은 전체 매출액의 1.8%에 불과한데 광고에 쏟아 붓는 비용은 24%나 되는 비정상적 구조가 그 속임수를 만들어내고, 소비자의 세뇌 상태를 유지시킨다.

피부는 70%가 유전이고 나머지 30%는 관리라고 한다. 그런데 우리는 화장품에 너무 많은 기대를 한다. 화장품 광고는 모두 드라마틱한 효과로 마치 내 얼굴을 팽팽하고 잡티 없는 아기 얼굴로 만들어줄 것처럼 얘기해서 우리의 기대에 부채질을 한다.

만일 그동안 사용한 화장품 중에 정말 바르자마자 좋아지는 느낌이 확 오는 제품이 있었다면, 그건 화장품 회사가 말하는 성분의 효능이 아니라 합성폴리머 덕이라고 말해주고 싶다.

바르는 즉시 효과가 있는 제품은 없다. 만일 있다면 효과가 보이는 것처럼 만든 제품이거나 화장품에 사용해서는 안 되는 성분(예를 들자면 수은, 납 등)이 들어간 제품일 뿐이다.

합성 원료의 피해자가 되는 건 시간문제

여러분이 사용하고 있는 화장품은 생각만큼 안전하지 않다. 과학 기술이 발전하고 있지만 화장품 회사들은 저렴하고 대량 생산이 가능하다는 이유로 여전히 석유계 화학물을 애용하고 있다.

마트에 진열된 가공식품들이 맛있어 보이는 색과 감칠맛, 보존성을 위해 각종 식품 첨가물을 쓰듯, 여러분이 쓰는 화장품도 각종 화학 첨가물을 넣어 아름답게 포장한 화학물일 뿐이다. 석유계 화학물의 발암성, 환경호르몬 유발에 관한 연구 결과물이 쏟아져 나오고 있지만, 화장품 회사들은 "현재까지는 별다른 문제가 없지 않으냐", "그게 화장품 원료 탓이라는 걸 100% 증명할 수는 없지 않으냐"라며 외면하고 있다.

비록 외국 사례이긴 하지만 환경호르몬의 영향으로 성기가 만들어지지 못한 남자 아기가 태어나고 여자 아이가 유방암에 걸리는 기절초풍할 일들이 실제로 벌어지고 있는데도 말이다.

더 우려되는 것은 웰빙 열풍으로 천연 성분에 대한 관심이 높아지자 몇몇 화장품 회사들이 천연 성분을 쓴다고 광고하면서 보여주는 행태들이다. 기실 회사 입장에서 천연 소재를 사용하려면 그 소재 속에 함유된 불순물의 처리 및 소재 자체의 안정적인 수급이 가장 큰 걸림돌이다. 이익이 우선인 화장품 회사가 그런 비용과 위험 부담을 감수할 리가 있겠는가?

화학 테크놀로지의 발전은 엉뚱하게도 이런 곳에 절묘하게 쓰인다. 해당 성분을 화학적으로 합성하면 값싸게 대량으로 만들어낼 수 있기 때문이다. 피부를 통한 잔류 독소의 문제가 공론화되고 있는 만큼, 논란의 중심에 있는 GMO(유전자조작 콩)처럼 천연 성분과 분자구조만 같은 짝퉁 성분이 인체에 어떤 영향을 미칠지는 아직 아무도 모르는 일이다.

이는 마치 무심코 밟은 지뢰 위에 서 있는 상황과 같다. 화장품 회사가 주장하듯 그 지뢰는 아직 터지지 않았고, 안 터질 수도 있지만, 각종 쏟아지는 연구 결과들이 곧 터질 거라는 것을 증명하고 있다.

소비자만이
바꿀 수 있다

    필자들은 테크놀로지가 인간의 보다 나은 삶에 기여해야 한다고 생각한다. 그러나 아쉽게도 첨단 기술은 아직도 '싸게, 그리고 많이' 만들기 위한 작업에 주로 쓰이고 있는 것이 사실이다. 논란이 되고 있는 성분이지만 대안이 없다는 표면적 이유와 그만큼 저렴한 걸 찾을 수 없다는 실질적 이유로 국민의 건강권은 가볍게 무시된다.

    몇 년 전 인스턴트 식품류에 들어가는 첨가물의 해악성을 낱낱이 밝힌 전직 과자회사 직원이 있었다. 그의 주장은 한동안 과자며 인스턴트 라면 매출을 급감시킬 만큼 전 국민의 반향을 불러 일으켰다. 그리고 우리 소비자들이 식품의 전성분 표기를 보고 안전한 제품과 멀리 할 제품을 판단하게 되면서 적어도 식품 회사들을 어느 정도는 변화시킬 수 있었다.

    이익을 목표로 하는 회사들은, 특히 대기업들은 매출에 영향이 미칠 정도가 되지 않으면 좀처럼 바뀌지 않는다. 그러나 자의든 타의든 식품 회사들이 변화하고 노력하듯 우리가 화장품 각각의 전성분 표기를 꼼꼼히 보고 좋지 않은 성분이 들어 있는 화장품을 거부할 때, 화장품 회사 또한 달라지게 될 것이다.

    이 책은 우리나라 화장품의 전반적 문제점과 화장품 회사들의 속임수, 화장품에 들어가 있는 조심해야 할 화학 성분 등을 알려 소비자의 판단을 돕는 데 중점을 두었다. 화장품에 들어간 모든 성분을 표기하도록 한 것(전성분 표시제)은 쌍수를 들어 환영할 일이나, 어떤 성분에 대한 지식 습득, 그 성분을 사용함으로 인해 나타나는 결과가 오로지 소비자의 몫으로 떠넘겨졌다는 점에서는 마냥 좋아할 일만은 아니게 되었다. 하지만 그래도 필자들은 감히 '전성분 표시는 소비자의 생명줄'이라 부르고 싶다.

화장품 회사에 다니면서 신제품이 나오면 어떤 성분이 들어 있는지 알지도 못하면서 오로지 효능만을 보고 의심 없이 교육했던 것, 몸에 대해 공부하면서 늘 쓰는 화장품이 내 몸에 미치는 영향을 고민하지 않고 맹목적으로 화장품을 사랑했던 것을 반성하며, 우리가 알게 된 진실 모두를 여러분에게 알리는 것으로 속죄를 대신하려 한다.

화장품을 공부하고 연구하는 일을 업으로 삼는 사람으로서 현실을 받아들이고 알리는 작업은 너무도 힘든 것이었다. 하지만 누군가는 알려야 하는 일이고 이 책이 앞으로 진정 피부를 생각하는 더 좋은 화장품이 나오는 계기가 되기를 기대한다.

비록 이니셜일망정 언급된 화장품 회사들에게도 양해를 구한다. 특정 브랜드, 특정 회사를 까대고자 하는 목적이 아님을 알아주리라 믿는다.

여러분이 발암 의심 성분, 환경호르몬 의심 성분, 알레르기 유발 성분, 피부에 깊이 침투하는 합성계면활성제 첨가 여부를 확인해 피할 수 있게 된다면, 필자들은 이 책의 집필 목적을 달성하게 되어 기쁠 것이다. 물론 그에 앞서 화장품 회사가 소비자가 원하는 안전한 제품을 적극적으로 만들어주기를 간절히 바란다.

끝으로 힘들어하는 딸들을 위해 끝까지 용기와 믿음을 주신 부모님과 물심양면으로 도움을 주신 많은 분들께 진심으로 감사드린다.

2009년 3월
구 희연, 이 은주

추천사

비로소 열리는 판도라의 상자

20세기까지만 하더라도 '약품' 하면 치료제로, '식품' 하면 영양만을 강조한 단순 시대였다. 그 후 탄생한 화장품학의 경우 단순히 예술美만을 강조하던 기술이었던 것이 이제 진화를 거듭하여, 비로소 21세기에야 학문으로 재탄생하고 있는 실정이다.

21세기의 새로운 패러다임 웰빙은 이러한 연구의 큰 전환점이 되었다. 웰빙 열풍이 불면서 사람들은 정신적으로나 육체적으로 모두 건강하게 오래 사는 것을 추구하게 되었고, 이에 따라 의학, 식품 그리고 미용 분야에서도 단순히 아름다움을 추구하는 것이 아니라 건강이 기본이 되는 아름다움을 추구하고자 하는 움직임이 일었다.

그러나 안타깝게도 식품, 의약품 등에 비해 우리가 아무 의심 없이 매일 쓰고 바르는 화장품에 대한 연구는 사각지대에 있었던 것이 사실이다. 화학 물질의 조합물인 화장품이 신체에 직·간접적으로 어떠한 영향을 끼치는지에 대해 끊임없는 논란이 있음에도 불구하고, 그러한 관심에 비해 직접적으로 그 실체를 밝힌 자료나 서적은 매우 미흡한 형편이다.

화장품, 이제는 제대로 알고 쓰자

사실 국내에서는 이미 화장품에 대한 연구를 넘어 궁극적으로 최고의 아름다움을 표현하기 위해서는 단순히 피부나 겉으로 보이는 면뿐만이 아니라 먹는 것까지도 미용의 연구 소재로 생각해야 한다는 '토털 미용' 연구의 시대가 열렸다. 하지만 이러한 움직임이 극소수의 관련 학과나 전문가만을 중심으로 이루어지고 있는 이 시점에, 국내 실정을 아는 저자로서는 최초로 일반인들에게 화장품의 진실을 속속들이 알려주는 책이 출간되게 된 것은 매우 고무적인 일이라 할 만하다.

저자들이 오랫동안 준비한 끝에 선보이는 이 책은 피부의 기작에 대한 이해와 유형별 화장품의 잘못된 상식, 나아가 화장품 성분의 유해성 유무 등 일반인들이 흔히 접하기 어려운 전문 상식들을 쉽고 올바르게 제공하고 있다.

많은 어려움이 있었음에도 끈기 있게 원고를 마무리한 제자 구희연, 이은주의 용기와 노고에 박수를 보낸다. 이 책을 발판 삼아 앞으로 2탄, 3탄 꾸준히 일반인들에게 올바른 정보를 알리는 책을 출판할 수 있도록 건투를 빈다.

중앙대학교 의약식품대학원
향장미용전공 주임교수
황완균

목차

저자의 말　화장품 전성분 확인은 화장품 선택의 필수다　005
추천사　비로소 열리는 판도라의 상자　013

01 우리가 재점검해야 할 화장품 고르는 습관

화장품, 유행을 따르지 말라

식품에서 뜨면 화장품에서도 뜬다 023 ｜ 신 성분으로 무장한 신상일수록 좋다? 025 ｜ 줄기세포 화장품의 안전성 027 ｜ 화장품 회사의 교묘한 줄타기 028

알면 약, 모르면 독! BB크림의 진실

짝퉁 BB크림을 조심하라 032 ｜ 전성분만 확인해도 올바른 제품을 고를 수 있다 034

유치원생도 화장하는 시대

이른 화장의 부작용 038 ｜ 10대의 주머니를 터는 저가 브랜드 040 ｜ 저가 브랜드 제품의 대부분은 자극 원료 덩어리 041 ｜ 청소년기의 화장, 이것만은 지키자 043

화장품 가격은 어떻게 책정되나

비싼 화장품인가, 싸구려 화장품인가 046 ｜ 가격차는 결국 브랜드 값이다 049 ｜ 믿었던 입소문의 진실 050 ｜ 화장품 전문 칼럼니스트는 없다 052

아무도 모르는 유통기한과 안전성

화장품의 일반적인 유통기한 056 ｜ 화장품 안전하게 사용하는 법 059 ｜ 유아용 화장품은 과연 안전한가 061 ｜ 한국만의 특별한 현상 '샘플 판매' 064 ｜ 화장품 샘플도 안전성을 따져라 065

02 정말 필요한 화장품은 몇 개 되지 않는다

자가 증식하는 화장품의 종류

한국형 마케팅 전략의 산물, 기초 4종 세트 071 | 화장품 분류, 제대로 알고 써야 한다 072

기능성 화장품은 화장품 회사의 돈줄

기능성 화장품, 누구를 위한 것인가? 077 | 미백 화장품의 문제점 079 | 미백 화장품 바로보기 081 | 보습 화장품에 대한 세 가지 오해 084 | 피부 보습의 중요성 086 | 모공을 줄여주는 화장품은 없다 087 | 모공 케어의 진실 089 | 모공을 더욱 넓히는 모공 관리 화장품 091 | 정성스러운 세안만이 해답이다 093 | 아이크림 과다 사용으로 비만에 걸린 눈가 피부 095 | 눈가는 항상 아기처럼 다루어라 097 | 피부 노화의 최대 주범, 자외선 099 | 자외선 차단제의 차단지수와 성분 102 | 자외선 차단제는 필요악이다 104

메이크업 제품의 달콤한 거짓말

메이크업 제품 속 기능성 성분은 사족 108 | 진짜 조심해야 할 색소 문제 109 | 립스틱과 립글로스는 안전한가 111 | 우리가 할 수 있는 대책들 112

바디 용품과 필링 제품의 허와 실

로맨틱한 거품 목욕의 실상 116 | 바디 제품들은 좀 더 독하다 117 | 홈 필링 제품에 들어가는 성분들 118 | 제대로 해야 효과 보는 홈 필링 121 | 피부과 필링은 신중하게 고려하라 122

03 화장품 성분의 공공연한 비밀

화장품에는 어떤 원료가 들어가나

기초 화장품류의 9대 원료 127 | 클렌징 오일과 주방 세제는 생김새만 조금 다른 쌍둥이 130 | 합성계면활성제는 알라딘의 마술램프 132 | 파란 스킨 줄까, 분홍 스킨 줄까 135 | 화장품에서의 방부제의 역할 138 | 파라벤을 정당화하지 말라 139 | 파라벤을 안 쓸 수는 없나 141

때로는 독이 되는 화장품

함께 쓰면 안 좋은 성분 및 제품 144 | 함께 쓰면 좋은 성분 및 제품 145 | 가장 피해야 할 성분 20가지라도 기억하자 147 | 발암성이 의심되는 성분 149 | 환경호르몬이 의심되는 성분 152 | 알레르기 유발이 의심되는 성분 154

엉망으로 운용되는 전성분 표시제

전성분 표시제가 필요한 이유 157 | 전성분 표시제 준비 점수는 F 158 | 지키지 않아도 페널티가 없다 161

04 천연, 홈메이드 화장품의 불편한 진실

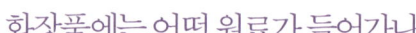

진정한 천연 화장품을 만나고 싶다

'자연주의' 또한 트렌드의 한 갈래 169 | 특정 브랜드는 안전하다는 생각은 착각 171 | 식약청도 모르는 천연 화장품의 기준 173 | 진정한 천연 화장품이란 무엇인가 174 | 화장품 선진국들의 천연 화장품 기준 176

천연 화장품에 대한 몇 가지 오해

천연 화장품은 부작용이 없다? 180 | 세균, 곰팡이에 더 취약한 천연 화장품 181 | 에코서트Ecocert 인증 러시의 진짜 이유 183 | 유럽의 코스모스 스탠더드Cosmos

Standard 186 | 천연 재료는 오가닉이 아니면 의미가 없다 189 | 아로마 오일마저도 짝퉁이 있다 192

홈메이드 화장품은 대안이 아니다
홈메이드 화장품의 근거 없는 레시피 196 | 화장품은 전문가가 만들어야 한다 197

05 당신의 파우치를 다이어트하라

최소량만 발라도 충분하다
달콤한 수분 제품의 함정 203 | 화장품 업계는 내가 먹여 살린다 206 | 하루 36번, 온몸에 독을 바르는 해프닝 208 | 자신만의 only one을 찾아라 209

내 피부에 맞는 성분 찾는 법
피부는 단순하지 않다 213 | AK Applied Kinesiology 의학에서 해답을 찾다 215

무독성 비누, 내 손으로 만들어 쓰자
우리에게 글리세린을 돌려줘 219 | 홈메이드 비누를 만드는 다양한 방법 221 | 저온법 CP, cold process으로 비누 만들기 위한 준비 222 | 본격적으로 비누를 만들자 223

참고 문헌 및 사이트   230

화장품, 유행을 따르지 말라 | 알면 약, 모르면 독! BB크림의 진실 | 유치원생도 화장하는 시대 | 화장품 가격은 어떻게 책정되나 | 아무도 모르는 유통기한과 안전성

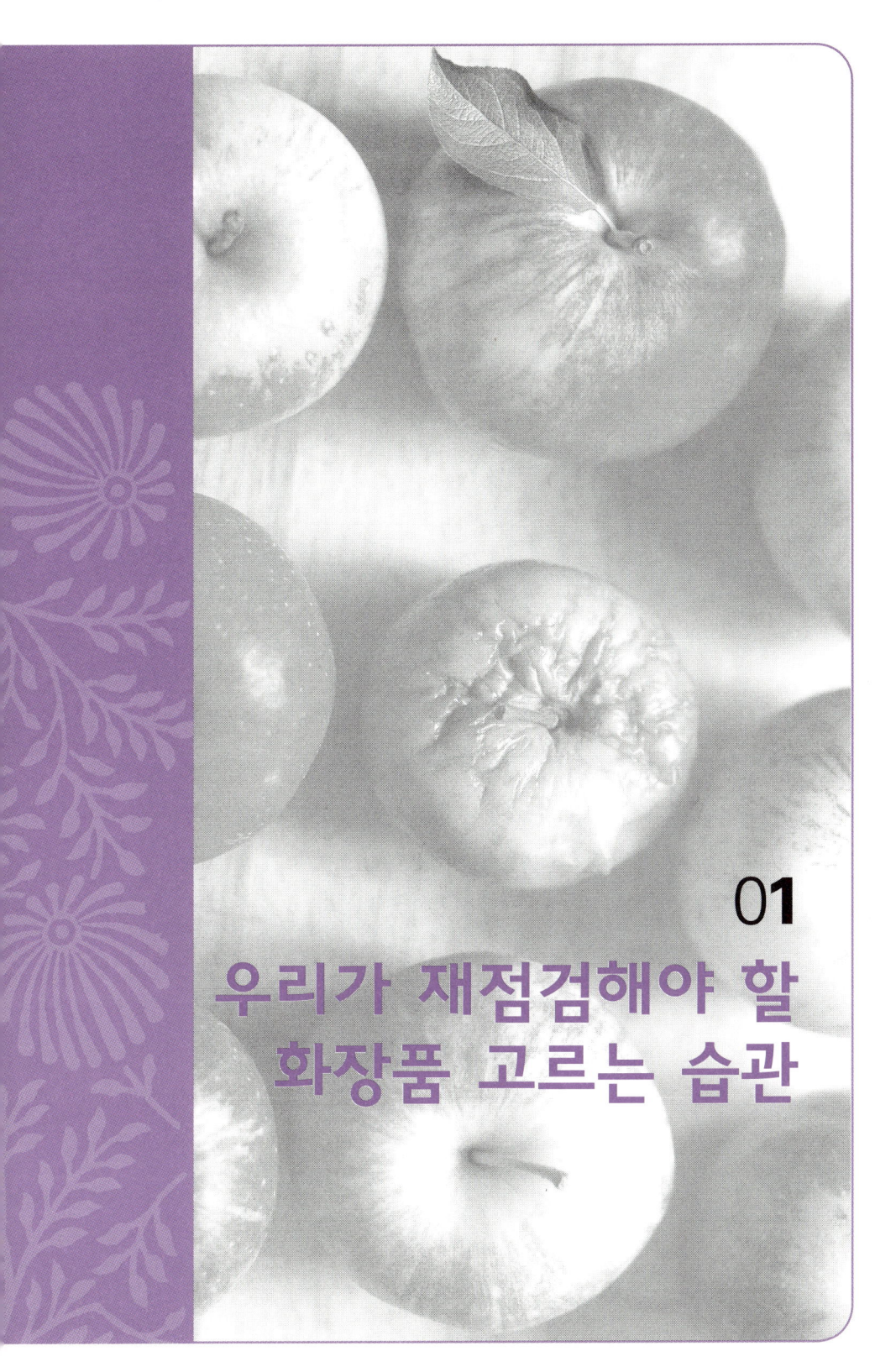

01
우리가 재점검해야 할 화장품 고르는 습관

화장품, 유행을 따르지 말라

　　　　　　　　패션에 유행이 있듯 화장품에도 유행이 있다. 메이크업 제품뿐만 아니라 스킨케어 제품 역시 유행을 탄다.

　오래 전엔 백옥 같은 하얀 얼굴이 유행했다. 그러자 바로 대부분의 화장품에 알부틴이 첨가되었다. 뒤이어 AHA, BHA 성분들이 주를 이루는 필링 제품이 인기를 끌더니 레티놀, 비타민 C까지 이어졌다. 특히 레티놀은 거의 모든 회사가 하나씩은 다 만들었을 정도로 시장에서 대인기였다.

　또 웰빙 바람이 불자 녹차 성분이 들어간 화장품들이 인기를 끌었고, 그 뒤로 식물성 추출물인 허브가 각광을 받으면서 거의 모든 화장품에 허브 성분이 들어가게 되었다. 요새는 인삼을 비롯한 녹용 등의 한방 성분이 대세를 이루고 있는데, 유행의 흐름은 줄기세포 화장품으로까지 이어지고 있다. 아마 여러분도 이런 성분들이 포함된 제품을 한 번쯤은 구입한 적이 있을 것이며, 그중엔 '그거 좋다는데 나도 한번 써볼까? 이달 월급 타면 사야지' 하고 위시리스트에 올려둔 품목도 있을 것이다.

유행이 업계가 성장하는 방향으로 진행된다면 더 바랄 것이 없을 것이다. 그러나 대부분은 마케팅 전략과 합쳐진 아무 근거 없는 유행이거나 패션, 음식과 같이 돌고 도는 순환 논리가 작용하기에 문제가 된다. '명품', '럭셔리'라는 단어가 유행어가 되자 느닷없이 음식과 술에 금가루를 뿌리기 시작하더니, 그 효과의 입증과 상관없이 금가루 화장품이 출시된 것처럼 말이다. 은나노, 캐비어 역시 마찬가지이다.

식품에서 뜨면 화장품에서도 뜬다

사회에 비만 환자가 늘면 제약 회사들은 비만 관련 약들을 연구 개발해서 시장에 출시한다. 그러다 보면 일종의 붐이 형성되기도 한다. 그러나 화장품은 유행의 원인이 피부 자체의 필요성이라기보다 외부에 있는 경우가 대부분이다.

와인 열풍이 불면 와인 성분이 들어간 화장품이 출시된다. 와인이 그렇게 피부에 좋으면 진작 넣을 일이지 왜 이제 와서야 넣는 것일까.

와인이 몸에 좋다니 피부에도 좋을 거라는 간단한 공식과 함께 와인 마시기가 요즘 트렌드이니 피부에도 바르라고 설득하기가 매우 쉽기 때문이다. 특히 녹차는 한때 음식 시장을 석권했던 아이템이다. 녹차 아이스크림, 녹차 생면, 녹차 삼겹살까지 응용 가능한 모든 식품에 녹차가 들어갔다.

화장품이라고 예외는 아니었다. 클렌징 제품부터 시작해 거의 모든 스킨케어 제품에 녹차 성분을 넣었다. 김치에 들어 있는 유효한 효모 성분이 화제가 되면 바로 효모 화장품들이 만들어지고, 홍삼이 뜨면 홍삼 화장품, 상황버섯이 뜨면 상황 화장품, 이런 식이다.

사실 이런 유행 따라잡기는 업계 내부의 사정도 한몫 한다. 우리는 매일 음식을 먹듯 화장품도 매일 바른다. 심지어 음식은 몇 끼 걸러도 매일 아침저녁 화장품만은 바른다. 이렇게 중요한 일상의 기본 행위인데, 실상 학문적 기반은 매우 미약하다. 4년제 대학 중 '화장품학' 전공이 개설된 대학은 대구한의대학교 화장품 약리학과가 유일하니, 순수 화장품 전공의 석·박사가 나오기 힘들다. 이는 대부분의 4년제 대학에 식품학과나 약학과가 개설돼 있는 것과는 감히 비교조차 못 할 수치다. 그러다 보니 화장품 회사 연구소에 소속된 연구원들은 학부 때 피부에 대해서 배워본 적도 없는 화학 전공자 출신이 대부분이다.

피부에 적용하는 화장품인데 피부를 빼고 화학만 가지고 만들 수 있을까? 학부 때부터 피부와 화학 모두를 튼실하게 배울 수 있는 전문 전공인들이 절실한 이유다.

또 세계적으로 열 손가락 안에 드는 화장품 시장 규모를 갖고 있음에도 우리나라의 화장품 연구 개발은 식품이나 의약품 분야의 개발에 비하면 신통치 않은 수준이다. 대학에서도 화장품 연구 개발비 책정부터가 타과에 비해 홀대받는 등 독자적인 학문으로서의 위치 확립이 미흡하다. 상황이 이렇다 보니 식품이나 약품 쪽에서 연구 개발된 아이템을 '배턴터치' 하여 손쉽게 대입해서 묻어가게 되는 것이다.

역사가 깊은 학문들이 화장품학을 밀어주고 끌어주는 것이 나쁘다는 뜻은 절대 아니다. 다만 이제 화장품도 약품이나 식품만큼 생활에 필수가 되었으니, 적어도 화장품을 만들 때는 화장품학 자체가 주인공이 되고, 필요할 때 식품과 약품, 의학과 시너지를 내는 모습을 보고 싶다는 얘기다.

신 성분으로 무장한 신상일수록 좋다?

화장품을 만들기 전에 화장품 회사 연구원들이 가장 첫 번째로 염두에 두는 것은 국제 화장품 원료 동향이다. 1년에 한번 열리는 인코스메틱스INCOEMETICS는 프랑스, 독일 등 5개국이 돌아가면서 주최하는 화장품 원료 전시회다. 여러 가지 학회나 세미나를 통해 화장품 원료로 무엇이 유행할지 발표되면, 제일 먼저 원료 확보가 원활히 이뤄질 수 있는지를 일선에서 협의한다. 그 뒤 마케팅팀과 회의를 거쳐 원료를 어떻게 제품화할지 결정한다.

패션에서 SS컬렉션이니 FW컬렉션이니 하면서 시즌 유행을 예측하는 것처럼, 화장품 성분들도 어떤 것을 밀고 띄울지 세미나나 학회를 통해 결정한다.

여러분은 기존에 들어보지 못한 생소한 성분이 뜨면 새로 만든 성분일 거라고 생각하겠지만, 기실 그 성분들은 이미 화장품 성분 사전에 거의 100% 다 나와 있는 것들이다. 우리가 알고 있는 '신 성분'의 정체는 대부분 화장품 원료 명단에서 오랜 기다림 끝에 발탁된 재료일 뿐이라는 것이다. 결국 이 제품을 소비자가 어떻게 사게 만들 것인가 하는 부분은 마케팅 능력에 달려 있다. 과학이 쭉 진보하는 방향으로 가면 좋으련만, 화장품도 엄연히 팔아야 하는 상품이다 보니 이런 주기에 영향을 받을 수밖에 없는 한계가 있다.

여러분은 만일 듣도 보도 못한 신 성분으로 만든 화장품이 나온다면 얼른 사겠는가? 필자들은 도시락을 싸갖고 다니면서라도 말리고 싶다. 가장 큰 이유는 이 성분에 대한 충분히 긴 시간 동안의 임상 결과치가 없기 때문이다. 현재 트렌드를 가장 잘 반영하는 신상이므로 눈과 귀가 쏠리겠지만, 자제하라. 굳이 임상 실험의 마루타가 되겠다고 자처할 필요는 없지 않은가.

화장품도 베스트셀러가 존재한다. 그러나 화장품에서 가장 잘 팔리는 제품은 그 효능이 뛰어난 것이 아니라 아주 실력 있는 마케팅의 결과물일 소지가 크다. 베스트셀러보다는 사람들이 꾸준히 찾는 스테디셀러에 주목하자. 꾸준히 팔린다는 건 그만큼 효능 면에서 검증을 받았다는 이야기다. 또한 신상품에 비해 임상 기간이 길지 않은가? 이는 보증수표라고 봐도 좋다.

적어도 화장품 선택에 있어서는 유행을 배제하자. 지금 현재 최고의 인기를 누리고 있는 화장품이라도 구매에 있어서는 신중해야 한다.

줄기세포 화장품의 안전성

줄기세포 화장품은 줄기세포 연구를 통해 얻어진 소재를 주성분으로 사용한 화장품을 말한다. 처음에는 줄기세포나 그 추출물을 직접 화장품에 적용하거나 줄기세포 배양액을 화장품에 적용하여 안티에이징에 탁월한 효과를 내는 신물질로 소개했다. 그러나 EU(유럽연합)는 줄기세포는 사람에게서 나온 것이고 동물성이기에 추후 감염 위험이나 세포 변형의 위험이 있다고 판단해 화장품 배합 금지 성분으로 지정하고 있다. 우리나라에서도 이에 대한 문제가 기사화된 적이 있다.

A사와 B사의 줄기세포 화장품이 기능성 화장품으로 허가 받아 판매되고 있으며 각각 식물 줄기세포와 성체줄기세포 모두 안전성과 유효성의 검증이 전혀 이뤄지지 않은 것으로 취재 결과 확인됐다. 또한 '줄기세포'라는 단어를 사용함으로 인해 피부 재생 능력, 미백 등 50만 원 이상의 고가 기능성 화장품으로 판매되고 있지만 안전성에 대한 검증도 확인 불가능한 실정이다.

―메디컬 투데이 2008. 12. 9일자 기사 中

이후 줄기세포 배양액에서 특정 성분을 추출해 화장품에 적용한 싸이토카인, 펩타이드가 나왔으나 가격이 비싸 국내에 정착되지 못했으며, 최근에는 줄기세포 활성화제를 직접 스크리닝(일정한 특성을 가진 유전자형이나 표현형을 갖는 개체만을 고름)해서 성분을 규명하고 화장품에 적용하는 기술로까지 발전했다.

현재 줄기세포 화장품은 위에서 언급한 여러 우려에도 아랑곳없이 피부 세포를 재생하고 노화를 방지한다 해서 안티에이징 분야의 뜨거운 기대주로 주목받고 있다.

화장품은 의약품이 아니라는 말에는 상당히 깊은 의미가 있다. 즉 의약품은 질병의 치료와 진단을 목적으로 일정 기간 사용하며, 설사 환자에게 부작용이 일어나도 어느 정도 감내해야 한다. 그러나 화장품은 청결, 건강, 미화를 목적으로 정상인이 장기간, 지속적으로 사용해도 부작용이 없어야 한다. 이런 기본적인 원칙이 더 빠르고 확실한 효과를 원하는 소비자의 요구와 그에 맞춘 제품을 출시하려는 화장품 회사의 과욕으로 인해 흔들리고 있다.

화장품 회사의 교묘한 줄타기

사람의 혈액이나 조직을 이용하는 경우에는 효능은 둘째 치고 바이러스 감염(에이즈 포함)의 문제가 발생할 수 있기에, 제조 과정 중 병원체 제거 작업뿐 아니라 안전성 관리에도 만전을 기해야 한다. 또 식물에서 얻은 줄기세포의 경우 그 효능이 아직 완전히 입증되지 않은 상태다. 그런데도 광고 속에 등장하는 줄기세포 화장품은 마치 지금 당장이라도 처진 내 피부를 팽팽하게 당겨줄 꿈의 화장품처럼 부각되고 있다(광고 속의 화장품들은 진정 의약품처럼 보이니 정말 큰 문제다).

A사의 모 줄기세포 화장품의 경우 아데노신을 넣어 기능성 인증 제품으로 등록을 하고, 광고는 마치 스템셀(줄기세포)이 주름에 특효라 기능성 인증을 받은 것처럼 교묘하게 광고를 하기도 했다.

화장품 회사들이 식약청에 하는 말과 소비자에게 하는 말은 전혀 다르다. 식약청에 화장품을 등록할 때는 줄기세포 또는 그 배양액이 아주 미미해 의약품 같은 효과는 낼 수 없으며, 그에 따라 부작용이 일어날 확률도 매우 적음을 강조한다. 그리고는 돌아서서 소비자에게 광고를 할 때는 그 제품 하나면 주름이 쫙 펴질 듯한 각종 문구로 유혹한다. 만일 성격 까칠한 소비자가 "왜 광고에서 본 만큼의 효과가 나타나지 않느냐?"고 따진다면 "고객님, 저희 제품은 의약품이 아니거든요"라고 답변하면 그만이다.

필자들은 단순히 줄기세포 화장품을 반대하는 것이 아니다. 과거 단순히 보습을 목적으로 바르던 화장품이 지금은 첨단 과학과 맞물려 돌아가고 있고, 각종 화학 첨가물과 검증받지 않은 성분들이 피부 깊숙이 침투가 가능해졌음을 지적하는 것이다. 이런 것들에 대한 최소한의 안전성 검증 없이 당장의 효과만을 생각하여 유통을 허락한다면, 1977년 타르색소에 의한 안면흑피증 환자 발생처럼 10년 뒤, 20년 뒤에 어떤 희귀한 불치병이 생겨날지 모를 일이다. 그때 가서 배합 금지를 한들 무슨 소용이 있겠는가?

　나노 화장품 역시 마찬가지다. 나노 입자가 건강한 세포에는 침투하지 않는다고 증명된다 해도, 피부에 어떤 영향을 미치는지 제대로 밝혀지지 않았다는 점에서 여전히 논란의 여지가 있다.

Cosmetics Counseling

화장품에 있어서만은 '신상녀'가 되어선 안 된다. 아무리 써보고 싶더라도 그 화장품에 대한 안전성 검증이 끝날 때까지 지켜보는 신중함이 필요하다.

알면 약, 모르면 독!
BB크림의 진실

　　　　　　화장품업계에는 수많은 스타(?)들이 등장하고 또 사라지곤 한다. 립스틱만 해도 몇 년 전 틴트 열풍 이후 립글로스가 대세가 되어 이제 진한 색상의 립스틱은 구시대 상품쯤으로 취급되고 있다. 화장의 트렌드가 '물광', '생얼' 화장으로 피부 톤에 중점을 둔 쪽으로 흐르다 보니 색조 화장품도 유행의 부침을 타는 것인데, 이런 시대 흐름에 발맞춰 엄청난 슈퍼스타로 떠오른 것이 바로 'BB크림'이다.

　　미니홈피 사진첩에서 뽀얀 '생얼'을 자랑하는 유명 연예인들의 모습은 대다수 여성들의 로망이다(그게 진짜 생얼이라고 믿는 건 남성들뿐이지만). 그러니 우리나라 여성의 75% 이상이 이 BB크림을 사용하고 있다는 조사 결과가 나오고 몰래 쓰는 남성층도 있을 정도로 인기를 끌며, 특히 홈쇼핑 등에서는 날개 돋친 듯 팔려나갔다. 마치 다른 사람으로 변모한 듯한 전후 사진을 보여주는데 어느 누가 전화기를 들지 않고 배겨내랴.

화장품 업계는 화장품이 아니라 꿈을 파는 산업이라는 말이 있을 정도이니, 제품의 실체와 소비자의 기대 간 거리가 있는 것은 어쩌면 당연하다 볼 수 있겠으나, BB크림의 무조건적 열광은 좀 짚고 넘어가야 하지 않을까?

짝퉁
BB크림을 조심하라

화장품에 관한 한 트렌드세터로 불리던 한 친구와의 대화 한 토막을 살펴보자.

친구 : BB크림 하나 사려고 하는데 어디 것이 좋아?

필자 : 네가 가장 중요하게 생각하는 게 뭔데?

친구 : 미백이랑 잔주름 개선이 제일 잘 되는 것.

필자 : 허걱!

필자는 놀라는 한편 '이것이 우리나라 화장품 소비자의 현실이구나' 싶은 마음에 착잡함을 금할 수 없었다. 그러나 친구의 무지를 탓할 수만은 없는 것이, 현재 BB크림은 주름 개선＋미백＋자외선 차단 기능 등 마치 만병통치약(?)인 양 광고하고 있다. 당연히 소비자는 BB크림의 실체를 궁금해 하기보다는 이것 하나만 사용하면 모든 문제가 해결될 것 같은 희망을 품고 사게 된다.

그럼 여기서 BB크림의 정체를 파헤쳐보자. BB는 Blemish(사물이나 사람의 외관을 망치는 자국, 흠, 얼룩) Balm(통증 경감, 상처 치료를 위해 피부에 바르는 유성 수지)의 머리글자를 뜻한다. BB크림의 태생은 독일인데, 원래는 피부과에서 강한 박피 시술을 한 후 신속하게 회복을 할 수 있도록 돕기 위해 만들어진 제품이다.

피부 자체의 재생력을 키우기 위함이 목적이니 당연히 천연 재료를 사용할 수밖에 없었을 것이다. 즉 처음에 BB크림은 피부 재생 기능을 갖춘 스킨케어 제품이었지만, 한스킨에서 멀티 기능을 지닌 개념으로 BB크림을 재해석하면서 현재 국내 대부분의 BB크림은 메이크업 제품에 가깝게 변모했다. 지금 여러분이 쓰는 것이 스킨케어 개념의 BB크림인지, 아니면 커버 로션에 가까운 메이크업 개념의 BB크림인지 생각해보면 간단하게 알 수 있을 것이다.

BB크림 등장 이후 3년 정도 흐르다 보니 필수 아이템으로 여겨지던 BB크림도 피해 사례와 기능의 과대 포장에 대한 우려의 목소리가 나오고 있다. 이 역시 본래의 BB크림의 기능과 현재 BB크림으로 판매되는 제품을 혼동한 결과가 아니겠는가? 필자 역시 BB크림을 사용하고 있지만, 일부 회사들의 거짓 마케팅을 보며 걱정이 앞서는 것이 사실이다.

본래의 BB크림은 피부 재생력에 도움을 주는 스킨케어 제품이다(물론 여기에 주름 개선이나 미백 등 일부 기능적인 부분은 추가될 수 있다). 또 BB크림의 색상이 피부색과 유사했던 것이지, 결코 파운데이션 기능을 대신하기 위해 만들어진 것이 아니다.

파운데이션+메이크업 베이스+자외선 차단 기능 등을 강조한 제품은 본래의 BB크림이라기보다는 커버 로션 또는 컬러 로션으로 재창조된 BB크림에 가깝다. 즉 생얼 열풍이 일어나면서 간편한 멀티 기능을 하는 색조 베이스 제품으로 BB크림이 나온 것이다. 멀티 기능의 색조 베이스 제품은 세안을 아주 꼼꼼하게 해야 한다. 그렇지 않으면 모공이 막히고 피지 배출이 어려워져 트러블이 생길 수도 있고, 색소 침착이 될 가능성도 있다. 한 개만 바르면 되니 간단하게 느껴질(?) 뿐, 결국 색조 화장을 한 것과 똑같다.

전성분만 확인해도 올바른 제품을 고를 수 있다

BB크림이 본연의 기능을 할 수 있는지 판단하는 방법은 전성분을 확인하는 것이다. 2008년 10월부터 모든 화장품 제품에는 전성분 표시가 의무화되었다.

우선 진정, 재생 기능을 할 수 있는 콜라겐, 플라센타, 마치현, 상백피, 감초, 카모마일 등의 성분이 들어가 있는 것을 선택하거나, 해당 기업의 웹사이트를 방문해 성분의 기능을 찾아보고 선택하자. 초창기에는 천연 재료로 만든 BB크림이 있었는데, 이 때문에 모든 BB크림이 '세안하지 않고 자도 된다'고 인식되었다는 점은 매우 위험천만하다. 잠들기 전엔 반드시 깨끗이 세안을 해야 모공이 막히는 일이 없다. 특히 BB크림의 열풍으로 파운데이션이나 다름없는 짝퉁 BB크림이 나오면서 색소 침착의 위험이 커지고 있기에, 색조 화장을 했을 때와 같은 세안 단계를 꼭 거쳐야 한다.

어떤 분들은 국산 BB크림을 믿을 수 없다며 독일제만을 고집하기도 하는데, 꼭 그럴 필요는 없다. 국내 브랜드에도 '피부 재생력'이라는 기본에 충실한 제품이 있기 때문이다. 다만 국내 소비자들이 다기능 제품을 선호하다 보니 여러 기능을 추가해 내놓았을 뿐이다. 그러나 어쨌든 '커버력'만을 강조하는 일부 제품은 일단 의심하고 전성분을 확인할 필요가 있다.

또 선크림 따로, BB크림 따로 바르는 것이 귀찮은 분들은 자외선 차단 기능이 있다는 BB크림을 선호하기도 하는데, 이 점은 좀 생각해볼 문제가 아닌가 싶다. 선크림이 제대로 차단 효과를 내려면 500원 동전 크기만큼씩, 그것도 3~4시간마다 덧발라야 한다. 그런데 BB크림을 덧바르는 것은 고사하고 500원 동전 크기만큼 바른다면? 그렇다. 생얼은커녕 화장으로 떡진 얼굴이 되고 말 것이다. 즉 자외선 차단 효과가 있다는 제품이라도 실제 그 효과를 기대하기는 어렵다는 이야기이다. 따라서 선크림을 따로 바른 후에 BB크림을 쓰는 것이 올바른 사용법이다.

이처럼 현재 BB크림은 피부에 마법을 부리는 완벽한 제품으로 오인

되고 있다. 심지어 커버 로션 개념의 제품과 혼동되어 판매되고 있기까지 하다. 소비자들이 더 큰 피해를 입기 전에 우후죽순 생겨난 제품들을 재검토해야 한다. 그리고 판매에 급급하여 현재 인기 있는 'BB'라는 이름을 무작정 사용하고 광고하는 제품들을 관리·감독하고 시정명령을 내릴 수 있는 기관 및 절차가 필요하다. 그래야 잘못된 제품으로 피해를 입는 소비자도, 제대로 제품을 만들고도 싸잡아 욕을 먹는 회사도 생겨나지 않을 것이다.

Cosmetics Counseling

현재 'BB크림'이란 이름으로는 크게 두 가지 기능의 제품이 나오고 있다. 피부 진정, 재생 성분이 들어가 있는 것이 필요한지(콜라겐, 플라센타, 마치현, 상백피, 감초, 카모마일 등이 들어 있는지 전성분을 확인하면 된다), 그저 간편함과 커버력이 필요한 것인지 판단해 선택하기 바란다.

유치원생도 화장하는 시대

중1 학생입니다. 정말 뭐 피부에 구멍이 뚫린다는 둥 화장하지 말라고 하는 분들 사절이고요, 저도 화장할 줄은 아는데 완벽히 모르고 아직 기초예요. 지금 여름이기 때문에 화장하는 게 되게 까다롭다고 생각해요. 세련되고 더 돋보이고 이쁜 화장법 알려 주세요♥

─네이버 지식iN에 올라온 질문

이 질문에 답변한 이는 초등학교 6학년이었다. 그녀(?)는 자신이 평소 즐겨 쓰는 메이크업 제품을 소개해주었다. 이들은 너무 이른 화장이 가져올 부작용 따위는 전혀 개의치 않는 것 같다. 어른이 되어서 피부가 어떻게 될지는 그때 가서의 일이고, 단지 현재 어떻게 하면 좀 더 예뻐 보일 수 있는가가 최대의 관심사인 듯하다.

피부는 단순히 내부 장기를 보호하는 역할만 하는 얇은 꺼풀이 아니다. 호흡하고, 배설하고, 흡수하고, 조절하고, 저장하는 인체의 중요한 장기 중 하나다. 그런데 여드름과 같이 눈에 바로 보이게 나타나는 트러블만 발생하지 않으면 안심하고 피부에 가혹한 짓들을 서슴지 않고 해버린다. 그 대표적인 예가 너무 어릴 적부터 시작하는 화장이다.

이른 화장의 부작용

피부는 기본적으로 피부와 유사한 활성 성분이나 지질 등을 흡수하는 기능도 하지만 모공을 통해 땀이나 노폐물 등을 배설하기도 한다. 그런데 무수한 연구 결과에 따르면 화장품을 100% 깨끗하게 피부에서 씻어내는 것은 불가능하다. 완벽하게 씻어내려면 피부에 굉장히 큰 자극을 줘야 하고 이는 피부 건조를 넘어서 피부 손상까지 일으키는 일이기에, 설사 완벽한 클렌징 제품이 있다 해도 피부를 위해 사용하지 않는 것이 좋다.

보통 피부에 남은 잔여물은 피부 스스로가 배설하고 정화하는 등의 자정 기능을 통해 정상적인 피부 상태로 되돌린다. 문제는 이런 자정 기능이 가장 활발한 청소년기에 화장을 지속적으로 하게 되면, 성인이 되었을 때 자칫 그 능력을 상실할 수 있다는 것이다. 예를 들어 길을 가다 넘어져 무릎이 벗겨지면, 10대는 피부가 금방 아물고 새살이 나지만 50대는 훨씬 더 오랜 시간이 걸린다. 그러나 비록 10대일지라도 피부에 계속해서 손상을 주면 상처 회복 능력이 일찌감치 마비되어버린다.

청소년기는 피부 자정 능력이 활발하기 때문에 설사 노폐물이 쌓여도 당장 눈에 띄게 문제가 심각해지지는 않는다. 문제라 해야 여드름과 같은 피부 트러블 정도인데, 이 또한 비교적 쉽게 치유가 가능하다. 하지만 10대 시절 피부를 혹사시킨 대가는 한창 꾸밀 나이인 20대에 부메랑이 되어 돌아온다.

야속하게도 노폐물 때문에 모공이 막힌 피부는 호흡과 흡수 기능을 제대로 할 수 없게 된다. 파운데이션을 바르지 않고도 뽀얗던 피부는 이제 아무리 화장을 해도 칙칙해 보이고, 순식간에 잡티와 트러블이 넘쳐난다. 피부 자체의 흡수력이 떨어지므로 아무리 좋은 화장품을 써도 무용지물이고, 너무 빨리 잔주름이 찾아온다.

청소년기 화장의 더 큰 문제는 제대로 지우는 경우가 드물다는 점이다. 심지어 클렌징의 중요성, 클렌징을 소홀히 했을 때의 심각성을 아는 이조차 드물다. 클렌징을 꼼꼼히 한다 해도 청소년기의 화장은 말려야 할 판인데, 클렌징조차 하지 않는다면 정말 서서히 피부를 죽이는 일임을 알아야 한다. 또 제대로 화장수, 유연제와 같은 기초화장을 하지 않은 상태에서 색조 화장을 하면 위험성에 노출되는 강도가 10배 이상임을 꼭 기억하자.

10대의 주머니를 터는 저가 브랜드

2002년 초저가 브랜드 미샤의 등장과 2005년 더페이스샵의 돌풍은 화장품 업계에 지각변동을 일으켰다. 국내 화장품 대기업들은 당시 저가 브랜드의 성공을 의심했고, 저가 화장품 시장에서 10대 소비자가 급부상할 거라는 예측은 미처 하지 못했다.

명동의 미샤, 더페이스샵, 뷰티크레딧, 스킨푸드, 에뛰드하우스 매장에 들어가면 10명 중 5명은 일본인이고 나머지 5명은 교복을 입은 학생들이다. 꾸미고는 싶은데 돈이 없었던 필자들의 어린 시절엔 어머니 화장대에 있는 화장품만이 유일한 대안이었다. 그러나 요즘 10대들은 용돈으로도 얼마든지 저렴한 색조 화장품을 다양하게 구입할 수 있다. 구매력이 없는 계층이라고 다른 매장에서는 홀대받을지 모르나, 적어도 저가 화장품 매장에서는 공주님 소리 들어가며 수많은 화장품을 얼마든지 발라볼 수 있다. 그러니 10대들에게는 이들 화장품 매장이 참새 방앗간처럼 방과 후에 들러 수다도 떨고 스트레스도 푸는 공간이 되었다.

보통 성인들은 여러 사람이 함께 사용하는 테스터 제품을 위생상 기피하는 경향이 있지만, 10대들은 이런 것에 별로 구애받지 않는다. 업체 입장에서는 10대가 테스터도 많이 쓰고 인당 구매 금액은 적으며 또래들이 함께 와서 고르므로 소란스럽기는 하지만, 관리만 잘하면 엄청난 홍보 효과를 볼 수 있으므로 잠재 파워를 보고 엄연한 고객으로 대우한다. 설령 불친절한 직원이 있다 해도 인터넷에 글을 올리면 소비자상담실 담당자가 득달같이 전화와 메일로 사과를 하니 정말 무서울 게 없는 세상이 되었다.

하지만 10대들이 저가 브랜드를 찾는 이유는 제품이 뛰어나서가 아니다. 그들 중 일부는 이미 수입 명품 브랜드를 사용하고 있을 것이고, 다른 학생들도 그런 제품을 쓰고 싶어 한다. 만일 10대에게 제대로 된 경제력이 있었다면 앞서 얘기한 저가 브랜드들은 아마 지금과 같이 성장하지 못했을 것이다.

저가 브랜드 제품의 대부분은 자극 원료 덩어리

저가 화장품 각각의 전성분을 보면 앞부분을 차지하는 것은(전성분 표기는 가장 많이 들어간 순으로 나열하게 되어 있다) 각종 합성계면활성제와 폴리머 등이며, 자극성이 높은 파라벤이 무려 5종이나 들어가 있는 것도 있다(파라벤의 문제점에 대해서는 뒤에 상세히 밝히겠다). 광고에서는 각종 고가의 추출물이 들어갔다고 주장하며 친환경적인 이미지를 보여주지만, 실제로는 발암성이 높고 내분비장애 등을 일으킬 가능성이 있는 위험 물질들이 가득하다. 역설적이게도 저가 브랜드가 주장하는 합리적 가격 책정이라는 것은 화장품 제조 원가를 더 떨어뜨리기 위해 값싼 석유계 화학물로 만듦으로써 이뤄진 것이나

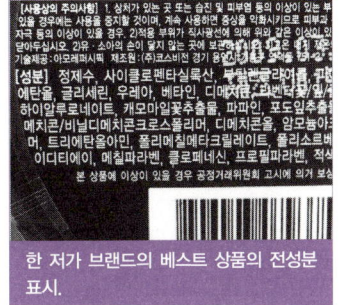

한 저가 브랜드의 베스트 상품의 전성분 표시.

다름없다. 각 브랜드별 스테디셀러 제품들이 이런 실정인데 다른 제품들은 말해 무엇하랴.

저가 브랜드들은 이제 저가 이미지로는 경쟁에서 살아남을 수 없기에 각자의 이미지를 새로 만들어가고 있다. 톱 모델을 쓰지 않으면 화장품이 비싸지 않아도 된다고 주장하던 회사들 또한 톱 모델을 기용해 광고하기 시작한 지 오래다. 이로 인해 일부 제품만 기존 가격을 유지하고 나머지 대부분의 제품은 더 이상 1만 원 이하의 가격대를 고수할 수 없게 되었다.

대형 화장품 회사의 자회사인 A화장품의 경우 모회사의 제품력을 그대로 가져오기에 다른 저가 브랜드와는 차별화된다고 주장하고 있으나, 실제로는 다른 회사에 제조를 맡김으로써 단가를 맞춘다. 그러면서 판매 사원에게는 모회사의 이름을 강조하라고 교육시킨다(물론 국내에는 화장품 전문 제조업체들이 있고 이 중에는 국내 대형 화장품 회사보다 더 제품을 잘 만드는 곳도 있다).

아무리 화장품 시장 자체에 거품이 가득하다 해도 현재 시장에서 경쟁하는 화장품 중에는 싼 게 비지떡이란 말이 맞는 제품이 많은 것 또한 사실이다. 청소년기의 피부는 그야말로 보호받아야 하기에, 화장품을 써야겠다면 정말 순한 제품을 사용해야 한다. 금전적 문제에서 자유로울 순 없겠으나 적어도 이 책 중반부의 '피해야 할 원료' 정도만이라도 기억해 그것들이 첨가되지 않은 제품을 선택하길 바란다. 100% 만족할 수 있는 화장품을 찾기는 매우 어렵겠지만 적어도 브랜드의 이미지에 속아 제품을 선택하지는 않았으면 한다.

마지막으로 저가 브랜드는 10대를 대상으로 마케팅할 때 사회적 양심을 갖기 바란다. 이들이 커서 경제력을 갖추고 올바른 판단을 할 수 있는 성인이 되었을 때에도 충성스런 고객으로 계속 남을 수 있을지 진지하게 생각해봐야 한다.

청소년기의 화장, 이것만은 지키자

여자로 태어난 우리가 아름답고 싶은 욕망을 갖는 것은 어쩔 수 없는 숙명이라 생각한다. 그리고 어릴 적부터 화장을 하면 안 좋다는 이야기를 아무리 해봐야 쇠귀에 경 읽기라는 점도 잘 안다.

그러니 그래도 화장을 꼭 해야겠다면, 색조 화장품을 구입하기 전에 순한 클렌징 제품을 먼저 구입하라. 합성계면활성제와 파라벤이 최소로 들어가 있는 수용성 클렌징 제품으로. 또한 반드시 눈 화장은 전용 리무버를 사용해 지워야 한다. '화장은 하는 것보다 지우는 것이 중요하다'는 말은 피부 나이를 좌우하는 명언이다.

눈에 쓰는 색조 화장품은 볼 등 다른 곳에 사용해도 괜찮지만, 다른 부위에 쓰는 색조 화장품을 눈에 사용하는 것은 위험하다. 또 어른들이 하는 마스크팩이 좋은 것 같아도, 주변에서 흔히 볼 수 있는 1,000원짜리 팩 대신 과일을 얇게 잘라 붙여주는 쪽이 훨씬 효과가 좋다.

그 나이 때는 피지 분비가 왕성하기 때문에 블랙헤드가 고민일 수 있다. 그렇다고 손으로 짜거나 코팩을 애용해선 안 된다. 주방에 있는 흑설탕을 미지근한 물에 녹여 주 1회 정도만 코에 문질러주는 정도로 충분하다. 화장을 시작하기 전에는 항시 손을 청결히 하고, 외출 후 집에 돌아오면 제일 먼저 손을 씻은 후 화장을 지워야 한다.

지금 당장 예뻐 보이느냐와 조금 늦게 시작해서 평생을 예뻐 보이느냐에 대한 선택은 여러분의 몫이다. 하지만 어린 나이에는 물을 많이 마시는 습관, 운동으로 땀을 내서 노폐물을 배출시키는 습관 등을 기르는 것이 좋은 화장품을 사서 바르는 것보다 백배 낫다. 당장은 잔소리처럼 보일지 몰라도 10년 뒤쯤에는 필자들에게 감사하는 마음이 될 거라 확신한다.

Cosmetics Counseling

화장품은 죽을 때까지 평생 써야 되는 아이템이므로, 어릴 때부터 좋은 제품을 판단하는 능력을 키워야 한다. 피부는 반응이 늦어서 결과물을 늦게 보여주는 것이지 안 보여주는 경우는 절대 없다. 어리다고 절대 자신의 피부를 과신하지 말고, 꼭 화장을 해야겠다면 저자극성 클렌징 제품과 최대한 순한 제품을 사용하라.

화장품 가격은 어떻게 책정되나

　　　　　　L회사에 근무하던 시절 프랑스에서 수입한 M브랜드 제품에 프로모션이 붙은 적이 있었다. 4주 프로그램으로 나온 캐비어 앰플이 45만 원인데, 한 세트를 구입하면 1주 프로그램의 앰플을 더 주는 행사였다. 1주 프로그램이면 11만 원이 넘는 것이기에 시장 반응은 그야말로 뜨거웠다. 회사는 나중에 직원들이 희망할 경우 1주 프로그램을 한정해서 구입할 수 있게 해주었는데, 놀랍게도 직원 판매가는 2만 원도 안 되는 금액이었다. 도대체 제품 원가가 얼마인 것일까?

　　"○○베르와 상의하세요."

　　시골 할머니도 ○○베르는 써봤을 정도로 공전의 히트를 기록한 이

브랜드. 우스갯소리지만 우리가 사는 ○○베르 스킨이 2만 원이라면 그중의 반은 그 모델과 상의하기 위한 광고료라는 말도 있다. 여러분이 지출하는 화장품 값에는 이렇게 광고비 외에 수많은 마케팅 비용과 판촉물 비용이 포함되어 있다. 실제 우리 피부에 도움을 주는 성분을 구매하는 비용이나 기술 개발비보다 브랜드 이미지 구축을 위한 비용이 훨씬 더 크다는 말이다.

단적으로 말해 '비싼 화장품'은 제조원가가 비싸게 먹힌 상품이 아니라 마케팅을 많이 해서 잘 홍보된 상품, 유통 마진을 많이 남길 수 있는 상품이라는 걸 의미한다.

비싼 화장품인가, 싸구려 화장품인가

몇 년 전 M사가 화장품 가격 3,300원을 내세우며 등장, 대한민국 장업계를 발칵 뒤집어놓았다. 소비자들은 "무슨 화장품이 그렇게 싸? 막 만든 싸구려 제품 아니야?" 하면서 거부감을 보였고, 업계 관계자들은 "정신 나간 것 아냐? 이렇게 팔면 다른 브랜드는 어쩌라고? 설마 소비자들이 그걸 구매하겠어?" 하면서 실패를 예측했다.

그러나 모두의 예상을 뒤엎은 M사의 급부상은 국내 화장품사에 한 획을 긋는 대형사건이 되었다. M사의 주장은 '화장품의 유통 구조만 바뀌면 3,300원에 공급할 수 있다'는 것이었는데, 그 바람에 잠시 화장품 원가가 이슈가 되기도 했다.

같은 해, 여인닷컴은 국내 굴지 화장품 회사의 제품 원가를 공개한 적이 있다. 화장품 회사 입장에서는 판도라의 상자가 열린 것이나 다름없었는데, 의외로 이에 대해 알고 있는 사람이 드문 것 같다. 알면 답답하고 속은 것 같고, 절대 믿고 싶지 않은 화장품 가격의 진실을 파헤쳐볼까?

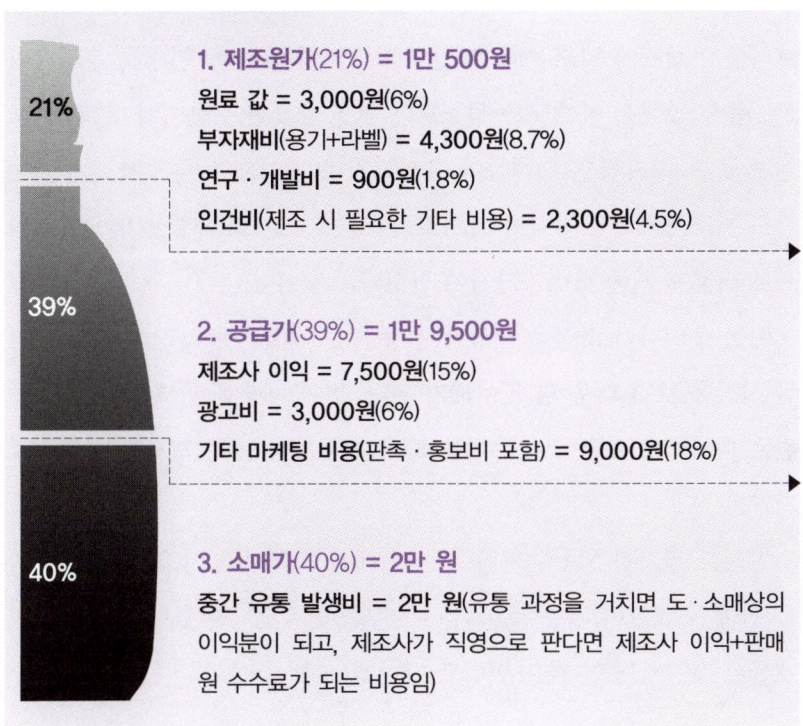

최종 화장품 가격 = 5만 원

- 21%
- 39%
- 40%

1. **제조원가**(21%) = 1만 500원
   원료 값 = 3,000원(6%)
   부자재비(용기+라벨) = 4,300원(8.7%)
   연구·개발비 = 900원(1.8%)
   인건비(제조 시 필요한 기타 비용) = 2,300원(4.5%)

2. **공급가**(39%) = 1만 9,500원
   제조사 이익 = 7,500원(15%)
   광고비 = 3,000원(6%)
   기타 마케팅 비용(판촉·홍보비 포함) = 9,000원(18%)

3. **소매가**(40%) = 2만 원
   중간 유통 발생비 = 2만 원(유통 과정을 거치면 도·소매상의 이익분이 되고, 제조사가 직영으로 판다면 제조사 이익+판매원 수수료가 되는 비용임)

기업마다 조금씩 차이는 있겠으나 이것이 국내 화장품 가격 책정의 평균이라고 해도 무방할 것 같다. 즉 5만 원에 판매되는 제품의 실제 제품을 만드는 데 드는 비용은 20% 정도에 지나지 않으며, 화장품을 만들 때 원료비보다는 용기나 라벨 등의 부자재 비용이 더 큰 것을 감안하면 실제 원료 가격은 몇 천 원에 불과하다. 이렇게 만들어진 제품에 1차 제조사 이익과 마케팅 비용으로 소비자가격의 40% 정도의 금액이 추가된다.

국내 화장품 제조사 중 가장 대형업체인 한국콜마의 야심작이 성능보다는 마케팅에 밀려 제품을 철수시킨 적이 있는데, 이렇듯 우리나라 화장품 시장에서 마케팅은 성능보다 훨씬 중요한 부분이다. 그리고 도매상 또는 대리점으로 제품이 유통되거나 직영으로 운영할 경우에는 다시 제조사의 2차 이익이 이뤄질 수 있는 중간 유통 발생비가 마지막으로 더해져 최종 소비자가격이 결정되는 것이다.

이는 우리나라 화장품 시장에서 아주 큰 매출액을 차지하고 있는 방판 시장을 보면 더욱 쉽게 이해가 된다. 방판 제품을 판매했을 때 판매원은 회사별로 조금씩 다르기는 하나 제품가의 30% 정도를 수수료로 지급받는다.

일례로 필자가 5만 원짜리 기능성 에센스를 사면 이중 1만 5,000원을 판매원 인건비로 준 셈이니, 나머지 3만 5,000원에 어떤 비용들이 계산된 것인지는 안 봐도 비디오 아니겠는가?

가격차는 결국 브랜드 값이다

화장품은 몇 개의 대형 화장품 회사가 고가 브랜드부터 중저가 브랜드까지 다수 보유하고 있다.

세계적으로 유명한 화장품 재벌은 로레알 그룹과 에스티 로더 그룹이 대표적인데, 로레알 그룹은 로레알 파리, 메이블린 뉴욕, 랑콤, 비오템, 키엘, 슈에무라, 조르지오 아르마니, 랄프 로렌, 카샤렐, 비쉬, 로슈포제, 헬레나 루빈스타인, 바디샵 등을 소유하고 있고, 에스티 로더는 아라미스, 클리니크, 오리진스, 맥, 라메르, 바비 브라운, 토미 힐피거, 제인, 스틸라 등을 갖고 있다.

우리나라의 경우 아모레퍼시픽이 라네즈, 마몽드, 아이오페, 한율, 이니스프리, 헤라, 에뛰드, 설화수 등 17종을, LG생활건강이 후, 숨, 오휘, 바이테리, 수려한, 이자녹스, 라끄베르, 캐시캣 등 11종을 가지고 있다. 이 두 회사가 국내 화장품 시장의 절반 정도의 마켓 쉐어를 차지한다.

여기까지 알고 나니 이제 또 다른 의문이 생긴다. 그렇다면 같은 회사에서 나오는 비슷한 기능의 다른 브랜드는 어떤 기준으로 가격 책정을 하는 걸까? 예를 들어 모회사가 같은 랑○의 화이트닝 에센스와 로레○의 화이트닝 에센스는 무려 5배나 가격 차이가 나는데, 성능도 5배 차이가 날까? 랑○ 에센스에만 특별하게 들어가는 고급 성분이 있는 걸까?

아니다. 어차피 회사별로 고유 성분을 보유하고 있기 때문에, 랑○

은 비싸게 팔 거니까 핵심 기술을 쓰고 로레O은 저렴하게 팔 거니까 안 쓰지는 않는다. 그리고 결국 주요 성분이 비슷하면 성능도 별 차이가 없다. 물론 신 물질을 개발하거나 희귀 성분을 사용할 때도 있지만, 이런 경우를 제외하면 한 회사에서 나오고 주요 성분이 같은 화장품의 효능은 거의 비슷하다고 보면 맞다.

5배의 가격차는 말하자면 브랜드 값이다. 이런 경우는 싼 쪽을 택하는 것이 현명한 소비다.

그러므로 원하는 기능이 분명한 상태에서 제품을 구입할 때 가격 대비 성능이 좋은 제품을 고르는 가장 확실한 방법은, 믿을 만한 회사 선택 ⋯ 그 회사의 브랜드별 제품 비교 ⋯ 비슷한 성분이 있는 제품으로 더 저렴한 쪽을 선택하는 것이다. 다만 주의해야 할 것은 두 브랜드를 놓고 비교할 때 판매사는 같고 제조사가 다르다면 다른 라인의 제품으로 봐야 한다는 점이다. 비교 선택은 꼭 동일한 제조사를 놓고 해야 한다.

믿었던 입소문의 진실

화장품을 살 때 판매 사원의 친절하고 상세한 설명은 들은 척 만 척해도, 친구가 툭 던지는 "그 제품 진짜 괜찮더라" 한마디에 급호감이 생기는 건 어쩔 수 없는 심리인 것 같다. 판매원이야 당연히 자기네 제품이 좋다고 할 것이고, 매체에 나온 화장품 기사는 왠지 광고의 일부인 것 같아 찜찜하기에, 믿을 수 있는 건 같은 소비자의 입장에 있는 사람들의 평가일 것이다.

제품과 이해관계가 없는 사람의 직접적인 경험담을 신뢰하지 않는다면 어떤 말을 믿을 수 있겠는가? 특히 인터넷 환경이 좋아지면서 화장품을 써본 경험담을 공유하는 카페와 블로그들이 늘어났고, 개중에는 문화 권력이라 불러도 손색없을 정도의 거대 커뮤니티들도 생겨났다.

그러다 최근에 사회적으로 엄청난 파장을 불러온 일대 사건이 터졌다. 일명 화장품계의 신정아로까지 불리며 많은 사람에게 충격을 준 D모 카페 사건이 그것이다.

16만 명의 회원 수(그것도 순수하게 화장품을 좋아하는 화장품 소비자들로 구성된)를 자랑하는 D모 카페가 화장품 업계에서 차지하는 위상은 가히 독보적이었다. 많은 화장품 회사들이 신제품 출시에 앞서 이 카페 회원들을 통해 샘플 테스트를 하고 마케팅 방향을 결정했으며, 신제품을 출시할 때 'D모 카페가 추천한'이라는 카피를 붙일 정도였다.

그런데 작년 10월, 한 신문에 '화장품 리뷰로 유명한 D모 카페 운영자가 기업들에게 회당 50만 원의 돈을 받고 이른바 '제품 품평 테스트를 한다'는 내용이 실렸고, 이 기사가 사실임이 밝혀져 결국 카페는 분노한 회원들에 의해 잠정 폐쇄됐다.

그간 운영자가 호의적으로 추천하는 제품이 대부분 그녀가 칼럼을 쓰는 회사의 제품이라는 점, 화장품 칼럼니스트인데 경쟁사의 제품에 대해서는 완전히 무시로 일관했다는 점 등이 도마 위에 올랐고, 연관이 있는 회사의 제품들을 카페 내에서 공동구매를 추진하거나 품평용으로 기업들에게 제공받은 화장품을 다시 판매한 점 또한 입방아에 올랐다.

화장품 전문 칼럼니스트는 없다

"이 제품 너무너무 좋은 거 같아요! 일주일째 바르고 있는데 정말 피부가 하얗게 되더라고요~ 정말 강추입니다!!"

누가 봐도 단순한 사용 후기로 보이는데 이것이 사실은 아르바이트생의 거짓 후기라면 믿겠는가? 이렇게 입소문 홍보를 전문으로 하는 회사가 알려진 곳만 해도 서너 곳은 된다. 케이스바이케이스지만, 일정한 금액을 지불하면 각종 포털과 카페들을 넘나들며 자신의 경험담인 양 글도 올리고 후기도 남기고 하는 식이다. 이는 화장품 회사가 아니라도 많은 회사들이 제품 홍보를 위해 시도하는 마케팅 방법 중 하나이기도 하다.

화장품 관련 입소문은 좋다는 평은 건너뛰고 '어떤 점이 나쁘더라' 하는 얘기만 조금 참고하면 된다. 수많은 미사여구가 동원된 정보들은 일단 의심부터 해봐야 한다.

화장품은 남이 아닌 내 피부에 바르는 것이다. 친구한테는 좋았던 성분이 내게는 알레르기를 유발할 수도 있다. 모두에게 훌륭한 화장품이란 절대 존재할 수 없다. 내 피부에 맞는 제품을 스스로 고를 수 있는 안목을 기르는 것은 평생 쓰는 제품임을 감안할 때 결코 헛된 노력이 아니다.

잡지에서 흔히 나오는 화장품 평가단, 화장품 칼럼니스트들의 품평은 대개 사용감이나 발림성 등을 말하며, 색조 화장품의 경우 발색이나 보이는 효과에 치중해 평가하는데, 제품의 효과나 기능, 성분에 대한 언급은 거의 없고 느낌에 치중하는 미사여구를 주로 구사하기 때문에 아쉬운 점이 많다. 이 정도 수준이라면 화장품 품평이라기보다는 설문 조사에 가깝다.

선진국의 화장품 칼럼니스트들은 그보다는 좀 더 표현이 과학적이고 분석적이다. 화장품의 4대 원칙이기도 한 안전성, 안정성, 사용성, 유효성을 포함해 성분, 기능, 임상 실험 내용의 진위, 사용감과 발림성 등 화장품이 갖고 있는 거의 모든 부분에 대해 전문적으로 품평한다. 한마디로 프로페셔널 전문가 집단이다.

그렇다고 이들이 무슨 단체를 운영한다거나 어떤 조직에 소속되어 있는 것도 아니다. 화장품 품평에 있어 중립적인 자세는 그 주장에 더욱 신뢰성을 실어준다.

이제 우리에게도 진실로 중립적이고 전문적인 화장품 칼럼니스트가 필요하다. 이들이 객관적이고 올바른 정보를 전달하고 화장품 고르는 데 유용한 가이드라인을 제시할 때 거대 화장품 기업으로부터 국민 건강을 지키는 파수꾼이 될 수 있으리라 믿는다.

Cosmetics Counseling

여러분의 엄마는 어떤 화장품을 쓰고 계시는가? 나와 가장 피부가 비슷한 사람은 나에게 절반의 유전 정보를 물려준 엄마이다. 게다가 엄마는 나보다 더 다양하고 오랜 화장품 임상 결과(?)를 보유하고 있지 않은가.

오늘부터 엄마의 화장품 성공·실패 리스트를 꼼꼼히 리서치하라. 가격부터 성능까지 엄마가 지금까지 사용해온 화장품을 모델로 한다면, 앞으로 화장품 선택에 있어 매우 소중한 기준을 얻을 수 있을 것이다.

01 우리가 재점검해야 할 화장품 고르는 습관

아무도 모르는 유통기한과 안전성

　　　　　화장품은 먹는 것만큼 중요하다며, 각종 좋은 성분을 첨가했으니 아무거나 쓰지 말라고 말하는 화장품 회사. 그런데 화장품의 유통기한을 용기에 한 줄 써 넣는 것이 뭐가 그렇게 어렵기에 자율 규약으로 식약청에 고지되어 있는지 알 수가 없다. 제품에 유통기한이 있어야 한다는 것은 기본 중의 기본 아닐까? 그것조차 외면하면서 첨단 과학이니, 희귀 성분이니, 효과적인 기능이니 해봐야 소비자에게 믿음을 줄 수 있겠는가 말이다.

　2007년 6월 화장품법에 나온 유통기한의 정의는 '적절한 보관 상태에서 제품의 고유의 특성을 간직한 채 소비자에게 안정적으로 유통될 수 있는 최종 일자를 말한다'고 되어 있으며, 유통기한에 대한 부분은 자율 규약으로 되어 있다. 화장품은 살균된 용기를 이용하고 공기와의 접촉을 하지 않게 밀봉한 상태로 판매가 되기에 유통기한은 굳이 필요치 않고 개봉 후 기간이 중요하다고 말한다.

화장품의 일반적인 유통기한

화장품의 기능과는 상관없지만 화장품 제조 시 꼭 들어가야 하는 것이 방부제이다. 이는 화장품에 미생물이 번식할 수 있고, 이것을 사용했을 시 피부에 세균, 곰팡이 감염을 일으킬 수 있기 때문이다.

대한화장품협회 발표에 의하면 기초 화장품류와 메이크업 제품의 유통기한은 30개월(단 일부 기능성 화장품 제외)이며, 개봉 후 사용 기간은 기초 화장품류는 12개월, 눈 관련 화장품류를 제외한 메이크업 제품류는 18개월, 마스카라, 아이라이너와 같은 눈 화장품류는 6개월이라고 한다. 흔히 알려져 있듯 스킨은 1년, 에센스는 고기능성 원료가 많기에 6개월, 크림은 2년 등의 제형별로 개월 수가 달라지는 것은 근거가 전혀 없으니 대한화장품협회의 자료를 믿는 것이 제일 안전할 것 같다.

그리고 천연 재료를 이용한 제품은 유통기한 및 사용 기한이 당연히 짧아질 수밖에 없으니 반드시 매장에 문의 후 구입하자. 유통기한은 제조일자를 표기하도록 되어 있기에 이를 기준으로 사용하면 된다. 그러나 사용 기한은 '화장품 뚜껑을 잘 닫고 공기, 자외선, 열 등을 피할 수 있는 서늘한 곳에 보관했다'는 전제 조건하에 안전하다는 뜻이다. 그러나 단지형 용기에 담긴 크림의 경우 손에 의한 2차 감염이 일어날 확률이 높기에 내장된 스파츌라(주걱)로 사용하지 않으면 사용 기한이 더욱 줄어들 수밖에 없다.

화장품의 변질은 눈으로 잘 확인할 수 없는 경우가 대부분이다. 부패 변질된 화장품을 피부에 사용했다가는 만성 트러블로 고생할 수도 있다. 언제부터 굴러다녔는지 모를 오래된 화장품, 사용 기한이 지난 화장품은 과감히 버리자. 비싸게 산 화장품이라고 아까워하다가는 병원비가 더 들 것이다.

2005년부터 EU는 PAO Period After Opening라 해서 개봉 후 사용 기한을 표시하도록 하고 있다. 우리나라의 경우는 식약청에서 지정한 특별히 쉽게 변질될 수 있는 성분(아스코르빈산, 비타민 C, 과산화화합물, 효소, 토코페롤, 비타민 E, 레티놀, 비타민 A)을 0.5% 이상 함유한 제품은 반드시 사용 기한을 표기해야 한다.

우리도 PAO와 같은 표기가 있다면 모든 제품을 좀 더 안심하고 선택할 수 있을 것이다. 물론 그렇더라도 구매한 화장품을 가정에서 사용할 때는 화장품이 쉽게 부패하지 않는 온도와 습도를 적절히 유지시켜주는 것이 매우 중요하다.

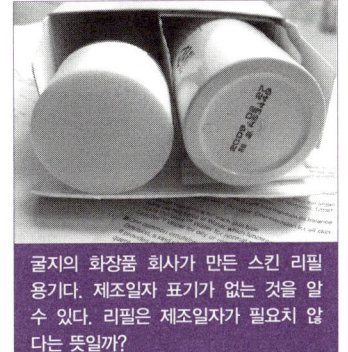

굴지의 화장품 회사가 만든 스킨 리필 용기다. 제조일자 표기가 없는 것을 알 수 있다. 리필은 제조일자가 필요치 않다는 뜻일까?

제조연월일 | 유통기한 읽는 방법

1. MFD, MFG 등의 M

'Manufactured'의 약자로 뒤에 오는 숫자는 제조연월일을 말한다.

예) M06.04.05 ⋯▸ 2005년 4월 6일에 제조.

M0603511 ⋯▸ 06은 2006년을, 035는 35번째 날, 즉 2월 4일에 제조된 것이고, 뒤의 11은 생산 라인을 나타낸다. 즉 2006년 2월 4일 11번 생산 라인에서 제조되었음을 뜻하며, 생산 라인을 기입하는 이유는 만일 제품 불량이 나왔을 때 해당 생산 라인의 제품 모두가 오염되었을 수 있으므로 피해를 줄이기 위함이다.

2. I08K30

I는 알파벳 순서로 따지면 9번째이기에 9월을 의미한다. 08은 2008년, K는 생산 공장, 30은 날짜를 나타낸다. 즉 2008년 9월 30일 K공장에서 생산되었다는 뜻이다.

3. PROD

'Product Date'의 약자로 제조일을 뜻한다. 그대로 읽으면 된다.

4. EXP

'Expiry Date'의 약자로 표기된 EXP가 유통기한이다.

예) EXP 05.05.2005 ⋯▸ 2005년 5월 5일까지 사용해야 한다.

5. BBE, BE

'Best Before'의 약자로 좋은 품질을 유지하는 기간을 말한다.

예) BBE 26.12.2009 … 2009년 12월 26일까지 쓰는 것이 품질상 문제가 없음을 의미한다.

6. 6M, 12M

개봉 후 사용 기한. M은 개월을 의미한다.

화장품 안전하게 사용하는 법

그렇다면 우리가 화장품을 안전하게 사용하려면 어떻게 해야 될까?

먼저 화장품을 구입하러 갔을 때 진열대에 올라온 제품은 피하라. 화장품은 직사광선과 열에 의해 쉽게 변질되는데, 우리나라 화장품 매장의 경우 고객들에게 화려하게 보이기 위해 조명 아래 화장품을 진열해놓는다. 특히 로드 숍에서는 대부분 직접조명을 이용하는데, 인테리어로서 시각적 효과는 있겠지만 얼마 안 가 팔 수 없는 제품이 된다. 판매원이 바쁘거나 1개밖에 안 남았다거나, 할인을 해주겠다며 진열품을 권하거든 절대 구매하지 말라. 반드시 종이 케이스에 보관돼 있던 제품으로 사야 한다. 인터넷으로 화장품을 구매했는데 용기나 케이스에 미묘하게 빛바랜 자국이 있다면 사용하지 말고 반품하라.

그리고 단지형 제품을 일일이 스파츌라로 덜어 쓸 자신이 없다면 아예 내용물이 손에 닿을 수 없게 만든 에어리스 용기 또는 튜브형을 선택하는 것도 방법이다.

집에 화장품 냉장고가 있으면 좋겠지만 그렇지 않다면 방에서 가장 서늘한 곳에 화장품을 보관해야 한다. 일반 냉장고에 보관하면 오히려 내용물이 얼 수 있으므로 좋지 않다. 화장대는 직사광선을 피할 수 있는 곳에 배치하는 게 좋다.

색조 화장품의 경우는 본품을 쌌던 케이스에만 제조일자가 쓰여 있는 경우가 많다. 반드시 유성펜으로 용기에 제조일자와 개봉 일자를 적어두자.

마스카라는 펌핑을 자주 하면 공기가 내용물 안으로 들어가 쉽게 부패한다. 간혹 마스카라가 굳었다고 스킨이나 로션 등을 넣어 좀 더 오래 사용하려고 하는 소비자가 있는데 이는 정말 눈에 위험하다. 눈과 관련된 제품은 특히 조심해야 한다.

메이크업류는 화장 도구의 청결도 중요하다. 1주일에 한 번 정도는 꼭 중성세제로 씻어 햇빛에 말려두고, 먼지가 쌓이는 곳에 보관하지 않도록 주의한다.

기초 화장품의 경우 내용물이 분리되고 좋지 않은 냄새가 날 정도로 부패된 것은 당연히 버려야겠지만, 상했는지 아닌지 모를 정도라면 그래도 활용할 방법이 있다. 기초 제품에는 대부분 보습제가 기본적으로 들어가 있으므로 발뒤꿈치, 팔꿈치에 가볍게 마사지하고 랩을 씌워 팩으로 활용할 수 있으며, 여름에 샌들을 신느라 거칠어진 발을 위해 발

마사지를 해줄 수 있다. 3~10분 정도 마사지한 후 미지근한 물로 씻어내면 발이 한결 부드러워질 것이다.

그러나 손은 발에 비해 외부 노출이 많아 예민할 수 있으니 가능하면 발에만 이용하기 바란다.

유아용 화장품은 과연 안전한가

이렇게 화장품의 유통기한과 안전성에 대해서 의심이 가는 상황에서 한 가지 더 짚고 넘어 갈 문제가 있다.

아마 이쯤 되면 화장품의 기본 성분들이 그렇게 비슷비슷하다면, 색조 화장품이야 그렇다 치고 기초 제품만이라도 순하고 독성 성분이 적을 것 같은 유아용 제품을 쓰는 게 더 낫지 않을까란 생각이 드는 독자들이 있을 것이다. 예를 들어 믿을 만한 다국적 기업, 국내 굴지의 화장품·의약품 회사들이 만드는 유아용 로션, 크림, 바디 제품들 말이다.

예전에는 어떤 회사가 유아용 화장품을 출시했다고 하면 그저 저자극 혹은 무자극의, 정말 순한 성분을 사용했을 거라고 믿고 구매할 수밖에 없었다. 하지만 이제는 전성분 표시를 확인함으로써 그 실체를 정확히 알 수 있게 되었다.

유아용 제품이 정말 순하다면 당연히 성인용보다 보관 기간도 짧고 어린 피부에 필요치 않은 색소나 향료 등은 전혀 들어가지 않아야 정상일 것이다. 그러나 그 실체를 살펴보면 성인 제품에 들어가는 향료, 파라벤, 합성계면활성제 등의 유해 성분들이 버젓이 함유되어 있다. 지금 우리가 쓰는 성인용 제품과 크게 다를 바 없다는 얘기다.

최근 한 다국적기업이 야심차게 론칭한 유아용 화장품 브랜드가 있는데, 자사의 사이트에 전 제품의 전성분 표기를 해놓는 서비스 정신을 보여주었다. 그러나 막상 검토해보니 그들의 자신감 있는 전성분 공개가 무색하게, 이 제품들 역시 파라벤 등의 유해 성분들이 다수 함유되어 있었다.

또한 워싱턴 포스트 최신호의 인터넷판 기사에 의하면, 샴푸, 로션, 거품 목욕제 등 유아용 목욕 용품의 절반 이상에서 암 유발 가능성이 있는 화학 물질이 미량 검출되었다고 한다.

미국의 소비자단체 '안전한 화장품 운동'은 시중의 48개 아기 목욕제 가운데 일사다이옥산1,4-dioxane과 포름알데히드가 검출된 제품이 각각 32개, 23개였으며 두 물질이 모두 나온 제품은 17개로 확인됐다고 밝혔다. 이 단체는 유명 아기목욕제업체 존슨○○○○의 인기 샴푸와 로션에서도 이 같은 물질이 발견됐다고 밝혔다.

이 단체의 스테이시 맬킨 대변인은 "제조·보관 과정에서 이 물질들이 2차적으로 발생한 것으로 보인다"며 "우리의 의도는 부모들을 겁주려는 것이 아니라 '부드럽고 순수하다'고 주장하는 제품들이 발암물질로 오염돼 있다는 사실을 알리려는 것"이라고 설명했다.

반면 존슨○○○○ 측은 "미 식품의약국이나 다른 국가들은 이 정도의 소량은 안전하다고 판단한다"며 "이 단체가 부모들을 불필요하게 위협하고 있다"고 반박하고 있다.

결론적으로 말해 유아용 화장품이라고 해서 광고가 보여주는 것처럼 특별히 더 순하거나 유해 성분들이 전무하지는 않다. 정확히 말하자면 어른의 화장품에 비해 '아주 약간' 순할 뿐이다.

따라서 유아용 화장품을 구입할 때도 브랜드가 아닌 전성분을 반드시 확인해야 된다. 그리고 합성 화학물이 아닌 천연물로 만든, 보관 기간이 짧은 제품을 사기를 권한다. 물론 아직은 그런 제품들이 보편화되어 있지 않기에 대부분은 고가라는 점이 아쉽다.

하지만 내가 쓸 목적이 아니라면 굳이 아이들에게 이러한 고가의 화장품을 사줄 필요는 없다. 성인이 되기 전 아이들의 피부는 충분히 자신의 피부를 보호하고 재생할 능력이 있으며 신진대사 역시 빠르므로, 특별한 문제가 없다면 굳이 제품을 사용할 필요가 없기 때문이다. 물론 아토피 등의 피부 질환을 앓는 아이라면 얘기가 달라진다. 이런 경우엔 아토피 전문 제품 또는 피부 보습을 도와줄 수 있는 제품을 반드시 따로 써야 한다.

또 유아용 화장품에 대한 팁을 하나 덧붙이자면, 요즈음 화장품 회사들은 유아용 화장품의 분류를 더 세분화해서 1세~4세, 5세~8세 등으로 연령대별 제품을 출시하는 경향이 있다. 이 또한 4세 어린이와 8세 어린이에게 필요한 제품이나 성분이 다른 것이 아니라, 판매 촉진을 위한 마케팅일 뿐 아무 의미도 없음을 알아두자.

한국만의 특별한 현상 '샘플 판매'

로드 숍에서 화장품을 살 때 한두 개쯤은 공짜로 주는 화장품 샘플은 용량이 작고 가벼워 외출이나 여행 시에 애용하게 된다. 그런데 요즘은 이 샘플이 엄연한 제품으로 둔갑해 인터넷 등을 통해 판매되고 있고, 일부 소비자들은 저렴한 가격에 반해 앞을 다투어 구매한다. 샘플의 내용물이 본품보다 더 좋다며 일부러 샘플만 찾아 쓴다는 소비자들도 가끔 볼 수 있다.

앞서 얘기했지만, 화장품은 소비자가격의 20% 정도가 제품을 만들기 위해 실질적으로 소비된 금액이고 나머지 80%는 광고, 판촉, 유통 비용이다. 만일 어떤 회사가 미백 에센스를 론칭한다고 치자. 미백 시장에서 성공을 거두기 위해 가장 먼저 고려하는 마케팅 방법은 TV, 인터넷 등의 매체를 통한 광고와 샘플 증정과 같은 제품 홍보이다.

예를 들어 설○○가 한방 브랜드로 큰 히트를 치자 라이벌 회사에서는 이를 견제할 브랜드로 오○를 내놓으면서 엄청난 샘플 물량을 시장에 퍼부었다. 물론 지금은 한방 브랜드 분야에서 확고하게 자리를 잡았기에 더 이상은 샘플 증정 행사를 할 이유가 없지만, 샘플이 고객 확보에 주는 효과는 마트에서 시식해보고 구매하는 식품과 같은 맥락일 것이다.

하지만 여러분이 사는 화장품 가격에는 이미 샘플 제작 및 홍보비가 포함돼 있으므로 공짜 샘플이라고 마냥 좋아할 일은 아니다. 십시일반으로 부담할 뿐, 이 역시 결국 소비자가 내는 비용인 것이다.

샘플은 고객들로 하여금 제품을 체험해보고 괜찮으면 본품을 구매하라는 의미로 판매처에 주는 경우, 대리점 판촉용으로 무상 지급하는 경우(지급량은 공급량에 따라 차등을 둠), 방판용 화장품 시장에서 매출 증진을 위해 판매원에게 샘플을 유상 공급하는 경우 등으로 나뉜다. 글을 쓰면서 인터넷에서 영업하는 샘플 판매상들을 조사해보니, 어떤 유통망을 이용하기에 그렇게 많은 샘플을 확보했는지 이해가 안 되긴 하지만 유통 자체는 어려움이 없어 보인다.

우리나라는 외국처럼 제품 생산과 함께 바로 판매가 이뤄지는 유통망이 아니라 도매, 소매 등의 많은 유통 과정을 거치면서 제품과 샘플 공급이 함께 이뤄지는 것이 관행이다. 더구나 방판 시장이 아직도 큰 비중을 차지하고 있는 현실이기에 샘플 정도는 아주 쉽게 구할 수 있다.

화장품 샘플도 안전성을 따져라

혹자는 샘플을 써보고 좋으면 본품을 사는 것이기 때문에 본품보다 샘플의 내용물이 더 좋은 것이라고 하지만, 샘플에 더 공을 들이는 회사는 단 한 곳도 없다. 아예 다른 제품이면 모를까, 비슷하지만 더 좋은 내용물을 샘플에 넣는다는 것은 여간 귀찮고 까다로운 일이 아니다. 게다가 화장품 회사들은 이런 곳에 신경 쓸 이유가 전혀 없다. 샘플과 본품의 내용물은 분명 같은 것이다.

다만 문제가 되는 것은 샘플 본연의 특성에 있다. 샘플 용기는 대부분 단기간 쓰고 버리는 것이기에 매우 허술한 경우가 많다. 물론 샘플 용기 자체에 문제가 있다는 뜻은 아니고 '본품과 비교했을 때' 그렇다는 얘기다.

용기 자체가 허술하기에 못된 마음을 먹으면 내용물도 얼마든지 바꿔치기가 가능하다. 또한 샘플에는 제조일자를 표시하지 않아도 된다. 즉 심하게 말하면 1개월 전에 만들었는지, 3년 전에 만들었는지 알 수가 없다는 얘기다. 실제로 한국소비자원을 통한 화장품 피해 사례 조사 결과에 의하면, 샘플 용기를 자체 제작하는 사이트가 적발되거나 심지어 1년 전에 생산 중단된 제품이 샘플 판매 사이트를 통해 판매된 사례도 있다고 한다.

여러분이 굳이 본품을 마다하고 샘플을 사려고 하는 것은 본품에 비해 용량 대비 저렴하다는 현실적인 이유가 클 것이다. 그러나 과연 샘플이 싸긴 한가? 샘플로 본품 용량만큼 구입한다고 계산하면, 본품의 절반가라고 해도 비싼 것이다. 본품의 5분의 1, 6분의 1 수준 정도로는 저렴해야 정상이다. 화장품 한 병에 들어간 원료 가격은 몇 백 원에서 몇 천 원 정도 수준이지만, 정작 생각 외로 비싼 것은 화장품을 안전하게 보관하기 위한 용기 값이다. 그러므로 비닐 또는 플라스틱 공병에 담긴 $1 \sim 2ml$짜리 샘플이 50~200원 사이인 것은 당연하다.

마지막으로 샘플이 더 좋다는 믿음으로 굳이 샘플을 사서 본품에 합치거나 따로 담아 쓰는 소비자도 있는데, 이는 정말 위험천만한 일이다. 용기가 깨끗하다는 보장도 없거니와 샘플을 담는 도중에 2차 감염 및 오염이 일어날 수 있기 때문이다. 절대 용기에 옮겨 담지 말고 있는 그대로 사용할 것을 권한다.

Cosmetics Counseling

샘플을 굳이 사지 말라고는 하지 않겠다. 믿을 만한 공급처만 확보하고 있다면 샘플을 쓰는 것이 그렇게 위험한 일은 아닐 수 있다. 방문 판매원은 저렴한 공급가에 샘플을 구입할 수 있으므로 이를 활용하길 권한다.

자가 증식하는 화장품의 종류 │ 기능성 화장품은 화장품 회사의 돈줄 │
메이크업 제품의 달콤한 거짓말 │ 바디 용품과 필링 제품의 허와 실

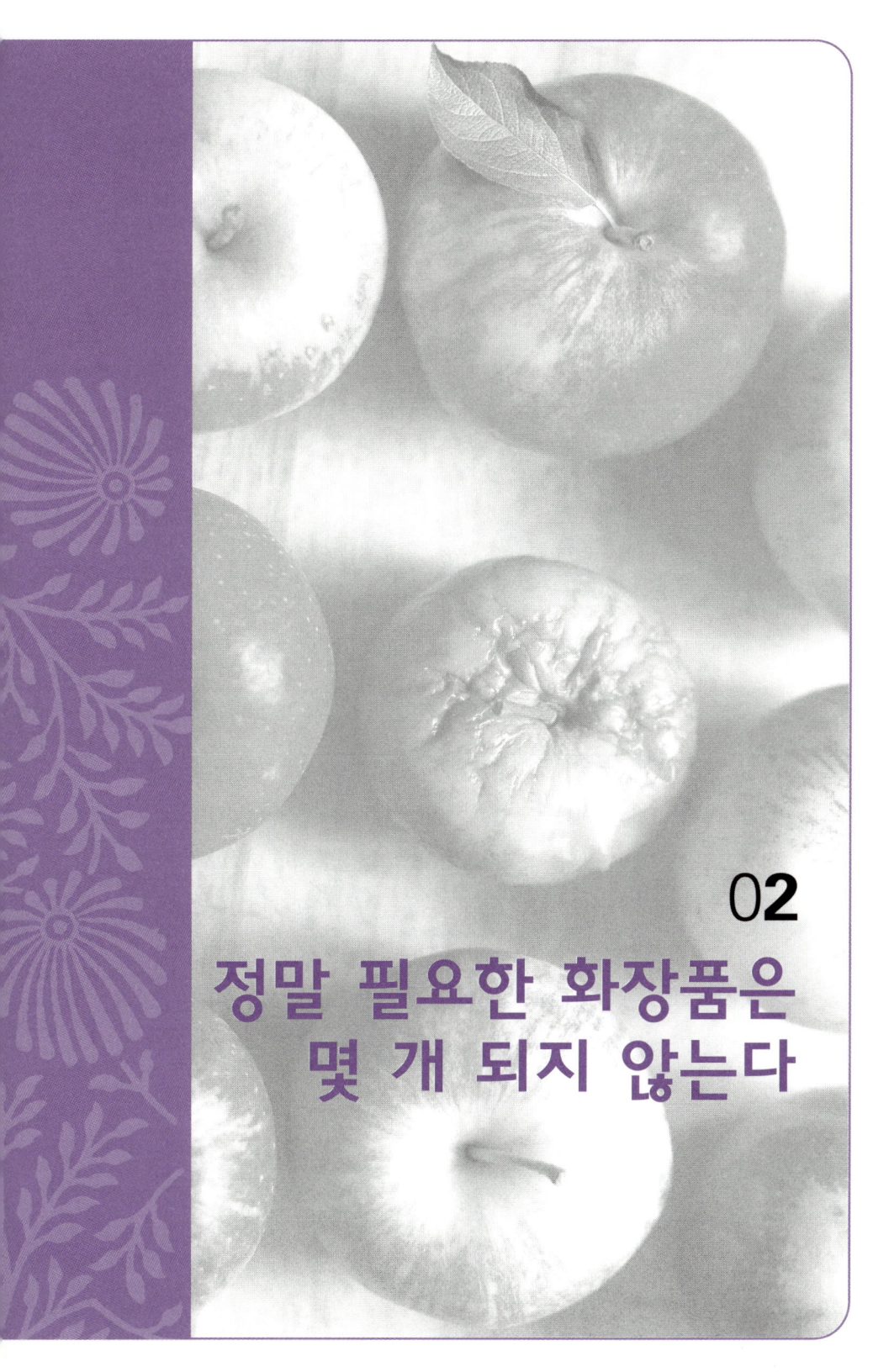

02
정말 필요한 화장품은 몇 개 되지 않는다

자가 증식하는 화장품의 종류

　　　　　　2007년 로레알의 조사에 따르면 한국 여성은 낮에 12.9개, 밤에 6.47개의 화장품을 사용하며, 다른 아시아 국가 여성들과 비교할 때 두 배 이상의 색조 화장품을 쓰고 있다고 한다. 한국 여성은 압도적인 화장품 구입비를 지출하고 있을 뿐만 아니라 트렌드에도 민감해 세계적인 테스트 마켓으로 불린지 오래다.

　사실 우리는 성인이 되기도 전에 스킨, 로션, 에센스, 크림을 당연히 발라야 되는 하나의 코스로 알고 살아왔다. 과연 우리가 알고 있는 이 모든 화장품이 우리 피부에 꼭 필요한 것일까?

한국형 마케팅 전략의 산물, 기초 4종 세트

혹시 해외여행 중 화장품을 사기 위해 면세점 이외의 로드 숍 또는 백화점에 가본 적이 있는가? 그곳에서 우리나라에서는 너무나 자연스러운 스킨, 로션, 에센스, 크림이 든 일명 기초 4종 세트를 본 적이 있는지 떠올려보자. 현지인들을 대상으로 하는 가게였다면 아마 비슷한 것조차 없었을 것이다.

또 외국에서 분명 로션이라고 쓰여 있는 화장품을 샀는데 집에 와서 개봉해보니 우리가 흔히 '스킨'이라 부르는 맑은 액체 타입이었던 경험을 한 분도 있을 것이다. 단지 용어의 착각일까, 아니면 그 나라 사람들의 피부는 우리와 많이 다른 걸까?

'스킨 다음에는 로션.' 우리에게는 당연한 이 공식이 다른 나라 여성들에게는 생소할 것이다. 왜냐면 기초 4종 세트의 개념은 더 많은 제품을 한꺼번에 판매하기 위한 화장품 회사의 한국형 마케팅 전략이기 때문이다.

4종 세트에 들어 있는 각각의 화장품은 점성과 탄성에 차이가 있을 뿐 결국 다 같은 제품이다. 유사한 원료에 폴리머(화장품 내용물의 점성과 탄성을 결정짓는 화학물. 3장에서 자세히 설명하겠다)를 어떤 식으로 다루느냐에 따라 묽으면 스킨, 점성이 높은 순서대로 로션, 에센스, 크림이 만들어진다.

화장품 회사 입장에서는 소비자가 미백 에센스 하나만 사기보다는 미백 스킨, 미백 로션, 미백 에센스, 미백 크림 이 4가지를 다 구입하길 바란다. 이들의 꾸준한 광고 및 계몽활동(?)은 소비자들에게 확실하게

인지되었고, 우리 어머니 세대를 지나 우리에게까지 전해졌다. 화장품 회사의 충실한 학생이 되어 비슷한 제품군을 중복 구매하는 한국의 소비자들. 전 세계의 테스트 마켓이라는 별명 속에 혹시 비웃는 의미가 포함돼 있지는 않은지 찜찜해진다.

화장품 분류, 제대로 알고 써야 한다

그 정도에서 멈추었다면 그래도 용서가 되련만, 지금은 에센스도 모자라 세럼이 등장했고, 화장품 회사들은 스킨만으로는 부족한지 토너, 부스터, 프레셔너 등의 알쏭달쏭한 명칭들을 쏟아내고 있다. 이 중 적어도 80%는 '신상'을 원하는 소비자에게 어필하기 위해 만들어낸 거짓 이미지에 불과하다. 이에 필자들은 과감히 기초 화장품을 네 가지로 분류할 것을 주장한다.

첫째는 클렌징이다. 클렌징 제품은 수성과 유성으로 나뉘는데, 진한 화장을 했을 때만 수성, 유성 한 가지씩 두 번 세안하고 평소에는 수성 세안만 해도 된다. 너무 과도한 클렌징도 피부를 망가지게 하며 회복이 힘들게 만든다.

둘째는 화장수다. 스킨, 토너, 아스트린젠트, 프레셔너, 클래리파잉 로션처럼 순수한 맑은 액체로 된 것은 모두 같은 종류로 본다. 화장품 회사들은 화장수에 많은 기능이 있는 것처럼 광고하지만, 친수성 성분이 많은 화장수가 피부에 침투해 특별한 기능을 발휘하기란 거의 불가능하다. 그럼에도 화장수를 두 번째에 끼워주는 이유는, 클렌징을 아무리 꼼꼼히 해도 이물질이 피부에 남아 있을 수 있기 때문이다. 따라서 화장수는 반드시 화장솜에 묻혀 이물질을 닦아내는 용도로 사용한다(절대 수분을 공급하기 위한 목적이 아니다).

이런 용도이기에 화장수 제품은 향이나 색소가 첨가되지 않고 방부제가 최소한으로 들어간 '용량 많은' 제품을 사용하면 된다. 하이테크놀로지는 화장수에서는 별 의미가 없다고 생각하라.

셋째는 크림이다. 로션, 에센스, 세럼, 크림을 모두 한 분류에 넣는다. 사실 국내에서 나오는 '로션' 이라는 단어가 들어간 개념의 제품은 별로 추천하고 싶은 생각이 없다. 원래는 없는 품목이라 생각해도 무방할 것 같다. 에센스, 세럼, 크림 역시 모두 점도의 차이지, 내용물과 기능은 비슷하다. 건조한 피부라면 크림 타입을, 지성 피부라면 에센스를 택하면 된다. 다만 미백, 주름, 여드름 개선, 탄력 등의 2차적 기능이 추가된 경우가 있는데 어떤 것에 중점을 둘 것인가는 이 책을 다 읽은 후 여러분의 선택에 맡긴다.

피부 상태는 항시 변하기에 평소에는 건조한 피부라도 여름에는 잠시 지성이 될 수도 있다. 이런 경우는 두 가지 타입의 제품을 구비했다가 피부 상태에 따라 번갈아 바르면 그만이다. 에센스 다음에 크림, 하는 식으로 같은 제품을 연달아 바를 필요가 없다.

넷째는 흔히 선크림이라 일컫는 자외선 차단제이다. UVA, UVB 모두 차단할 수 있는 제품을 선택한다. 일상생활용으로는 SPF15 정도, 강한 햇빛에 나서거나 장시간 외부 활동을 할 때는 SPF30 정도로 두

가지를 상황에 따라 이용하면 된다.

　기초 화장품은 이 4가지 분류에 맞춰 '한 개씩만' 사용하면 된다. 각각의 제품에 각각의 기능이 있으니 순서대로 많이 바를수록 좋다는 생각, 이마저도 동일한 브랜드의 세트로 전부 구비해야겠다는 생각은 제발 버리기 바란다.

　그간 많은 언론 매체에서 색조 화장품의 위험성에 대해서는 충분히 경고하고 조명해왔다. 그러나 의외로 사각지대에 있는 것이 기초 화장품이다. 기초 화장품은 씻어내는 것이 아니기에, 안전한 성분으로 제대로 만들지 않으면 색조 화장품보다 더 위험할 수 있다.

　20대가 노화 관리 화장품을 바르는 나라는 모르긴 해도 한국이 유일할 것이다. 여러 가지 좋다는 화장품을 다 바른다고 피부가 좋아지는 게 아니다. 자신의 피부를 정확히 알고 그간 혹사당한 피부가 스스로 회복할 수 있게 시간을 준다면, 세안 후 크림 하나 정도만 발라도 아주 좋은 피부가 될 수 있다고 약속한다.

Cosmetics Counseling

화장품에서 세트나 로션의 개념은 우리나라에서만 통하는 허상이다. 한류의 영향을 받은 아시아 일부 국가에서 우리나라를 따라 하고 있을 뿐, 우리와 가까운 일본 역시 화장수와 크림 개념만 있다. 그러니 광고에 혹해 쓸데없는 소비를 할 필요가 없다. 피부는 화장품보다 훨씬 더 과학적이다. 우리 피부의 힘을 믿자.

기능성 화장품은 화장품 회사의 돈줄

　　　　　화장품 매장에 가보면 '미백 기능성 인증', '주름 개선 기능성 인증' 등의 문구로 우리를 유혹하는 화장품들이 있다. 이런 제품들은 이름에 걸맞게 높은 몸값을 자랑하니, 누구나 '비싼 데는 이유가 있겠지'라는 생각으로 구매해본 경험들이 있을 것이다. 더불어 열심히 사용해봐도 별 소득이 없어서 실망했던 경험도 있을 것이다.

　일반인 중에 기능성 화장품의 정확한 의미를 아는 사람은 그리 많지 않다. 좀 안다는 사람은 "수분 공급 같은 단순한 기능 말고 뭔가 더 좋은 성분을 넣었다는 뜻 아니에요?"라고 반문하는데, 틀린 말은 아니지만 또 완전히 맞는 말도 아니다.

화장품법 제2조 제2호에 의한 기능성 화장품의 정의

가. 피부의 미백에 도움을 주는 제품

피부에 멜라닌 색소가 침착하는 것을 방지하여 기미, 주근깨 등의 생성을 억제함으로써 피부의 미백에 도움을 주는 기능을 가진 화장품.

피부에 침착된 멜라닌 색소의 색을 엷게 하여 피부의 미백에 도움을 주는 기능을 가진 화장품.

나. 피부의 주름 개선에 도움을 주는 제품

피부에 탄력을 주어 피부의 주름을 완화 또는 개선하는 기능을 가진 화장품.

다. 피부를 곱게 태워주거나 자외선으로부터 피부를 보호하는 데 도움을 주는 제품

강한 햇볕을 방지하여 피부를 곱게 태워주는 기능을 가진 화장품.

자외선을 차단 또는 산란시켜 자외선으로부터 피부를 보호하는 기능을 가진 화장품.

유럽은 기능성 화장품을 따로 구분하지 않지만 미국의 경우 OTC, 일본은 의약부외품으로 명명하고 있다. 우리나라의 경우 2006년을 기준으로 승인된 기능성 화장품 품목은 총 2,219개로 2005년 대비 262개가 증가했으며, 2003년 12.9%를 차지하던 전체 화장품 시장에서의 비중은 2006년 18.9%까지 확대되었다. 기능성 화장품에 대한 소비자

의 관심은 구매로 증명되고 있고, 기업 역시 관심에 부응하기 위해 해마다 많은 제품을 쏟아내고 있다.

기능성 화장품, 누구를 위한 것인가?

결론부터 말하자면 기능성 화장품은 우리가 바라는 것만큼 피부를 개선시켜주지 못한다. 먼저 의약품이 아닌 화장품이기에 효능 부여에 한계가 있다는 이유를 들 수 있다. 또 우리가 믿어마지 않는 '미백 기능성 인증', '주름 개선 기능성 인증' 절차라는 것도 사실은 별 게 아니다. 특별한 원료를 굳이 개발해 첨가하지 않아도, 정해져 있는 기능성 고시 원료를 함량 기준에 맞춰서 사용만 하면 인증을 받을 수 있기 때문이다.

주름의 경우 레티놀 2,500IU/g, 레티닐 팔미테이트 1만U/g, 메디민 A(폴리 에톡시레이티드 레틴아마이드) 0.05~0.2%, 아데노신 0.04%만 들어가면 되며, 미백의 경우 닥나무 추출물 2%, 알부틴 2~5%, 유용성 감초 추출물 0.05%, 에틸아스코빌에텔 2%, 아스코빌글루코사이드 2%, 아스코르빈산인산마그네슘 3% 함량만 들어가면 언제든 '기능성 인증'이라고 기재할 수 있다.

물론 원료 및 함량 외에 안전성, 유효성 검사 등의 심사를 거쳐서 나온 신 성분 기능성 제품도 있지만, 대부분은 기간과 심사 절차 등의 여러 가지 이유로(간편하게 만들어 비싸게 팔 수 있다는 게 속마음이 아니길 바라지만) 위의 고시 원료를 이용한다. 그러면서 마치 특별한 개선 효과가 있는 양 광고를 하고 가격 역시 비싸게 책정한다.

그러나 고시 원료의 원가는 여타 다른 원료들과 비교할 때 엄청나게 비싸지는 않다. 함량 기준도 0.04%에서 많아야 3%에 불과할 뿐이고 말이다.

우리나라는 화장품 산업의 규모에 비해 R&D 지원이 현격히 낮으며, 기술 수준 역시 선진국 대비 60%밖에 되지 않는다. 연구·개발 투자비는 2006년 아모레퍼시픽의 경우 464억 3,800만 원으로 전체 매출액 1조 3,000여억 원의 3.51%, LG생활건강의 경우 272억 4,200만 원으로 전체 매출액 1조여 원의 2.63%에 지나지 않았다. 국내 화장품 판매액의 50% 이상을 차지하는 두 기업이 이 정도이니 나머지 기업은 전체 비용 중 1%도 투자하지 않는 상황이다.

연구·개발에 대한 투자는 미비한데 기능성 제품은 꾸준히 늘고 있다는 것은 무엇을 뜻하겠는가. 어쩌면 소비자들의 화장품에 대한 무지가 국내 화장품 회사로 하여금 내수 시장만으로도 먹고살 수 있게 해주는 안일함을 심어줬는지도 모르겠다.

기능성 화장품은 일단 그 정의부터 수정되어야 한다. 용어가 주는 환상과 현실의 간극이 너무 크기 때문이다.

자외선 차단 기능이 있다고 기능성을 부여하는 것은 소비자들에게 혼란만 줄 뿐이다. 주름의 경우 '피부에 탄력을 주어 주름을 개선시킨다'는 것은 주름의 기전에 대한 잘못된 이해로 만들어진 것이기에 정확한 용어 정의가 필요하다. 무엇보다 여드름 피부가 점차 증가하고 있는 시점에서 막상 여드름용 화장품이 기능성으로 구분되지 않은 이유는 무엇인가? 이는 오히려 여드름에 효과가 없음에도 효과가 있는 것처럼 과대, 허위 광고하는 부실한 제품을 양산하여 소비자들이 피해를 입는 결과를 가져오고 있다.

마지막으로 현재의 기능성 화장품은 일반 화장품과 효능 면에서 큰 차이가 없기에, 차라리 EU처럼 구분을 하지 말든가 아니면 효과가 확실하여 소비자가 기능에 따른 혜택을 제대로 입을 수 있는 제품으로 한정해야 할 것이다.

미백 화장품의 문제점

2006년 우리나라 미백 화장품의 생산액은 1,847억 원으로 2005년 대비 36.3% 성장했다. 아시아 여성의 미백에 대한 열정은 매년 평균 56종의 미백 신제품이 출시되는 것만으로도 충분히 입증되고 있다. 뉴욕타임스는 아시아 여성 10명 중 4명은 화이트닝 제품을 사용하고 있다고 보도했다.

이러한 뜨거운 열기는 미백 화장품의 안전성과 관련해 잊힐 만하면 등장하는 수은 함유 화장품에 대한 논란과도 관련이 있다. 수은은 마법처럼 즉각적인 피부 미백 효과를 주지만, 피부에 발랐을 경우 콩팥과 신경 계통에 손상을 가져오게 되며 만성 중독에 걸릴 위험성이 높아 화장품에는 사용이 금지된 성분이다. 그러나 이런 수은 함유 화장품은 중국 또는 국내에서 암암리에 제조되어 미백에 효과가 높은 제품으로 둔갑해 일부 병원과 피부 관리실을 통해 유통되고 있으며, 2004년에는 제조자가 실형을 받은 적도 있다.

"수은은 중금속이고, 이게 몸속에 쌓이면 암 같은 질병에 걸리는 걸 알고 있나요?"라는 기자의 질문에 "그렇다고 당장 병에 걸리는 건 아니잖아요. 조금 더 사용해서 효과도 보고 싶고, 하얗고 깨끗한 얼굴을 갖는 게 소원이니까요"라고 답하는 젊은 여성의 모습은 충격적이었다. 알고도 쓰겠다는데 무슨 상관이겠냐마는, 하얀 피부에 대한 열망의 뿌리가 이토록 깊으니, 잊을 만하면 한 번씩 터지는 중금속 화장품 사태를 안타깝게 지켜보게 된다.

서양에서 잘 팔리는 제품군은 주름 및 노화 개선 제품과 태닝 제품인 반면, 아시아의 경우는 단연 미백 제품이다. 세계적인 화장품 기업들이 아시아에 연구소를 따로 두고 아시아계를 위한 미백 제품을 따로 개발할 정도니 가히 대단한 것이다.

그런데 왜 화장품 논란이 있을 때마다 미백 제품이 빠지지 않고 거론되는 걸까? 왜 2년에 한 번 꼴로 피부에 사용해선 안 되는 성분을 집어넣은 제품이 유통되고 문제가 되는 걸까? 이는 빠른 시간 안에 효과를 볼 수 있다면 가격이 얼마든 기꺼이 구매하는 소비자의 열망과 장사꾼의 욕심이 만나서 만들어진 일그러진 자화상이다.

화장품은 의약품이 아니다. 단시간에 효과를 볼 수 있거나 효과를 봤다면 그 제품은 일단 의심의 여지가 있다. 이런 제품의 대부분은 산화납, 수은화합물, 과산화수소, 하이드로퀴논(의약품으로 분류되어 화장품으로 배합은 금지되어 있다) 등 사용 금지 원료로 만들어진 경우이며, 이런 제품을 사용한 탓에 한 번 파괴된 피부 조직은 어지간한 방법으로는 회복되지 않는다. 그뿐인가? 체내 축적이라는 끔찍한 과정을 통해 목숨까지 위험해질 수 있다.

필자들 또한 하얀 피부를 갈망하는 평범한 여성으로, 미백 화장품 선택만큼은 믿을 수 있는 기업에서 검증 받은 원료들로 만든 제품을 구입한다. 피부 관리실 등을 통해 유통되는 미검증 제품들은 효과가 좋을수록 일단 의심을 해봐야 하며, 케이스에 적힌 광고 문구들만 믿고 넘어가지 말고 전성분을 확인하여 식약청에 등록된 제품인지 반드시 알아보도록 한다.

미백 화장품 바로보기

다음 페이지의 그림은 색소 침착이 이뤄지는 과정과 그 과정에서 미백 화장품에 들어 있는 성분이 어떤 역할을 하는지를 나타낸 것이다. 미백 화장품에 들어 있는 각종 원료들이 모두 '피부를 하얗게 만드는' 기능만 하는 것은 아니라는 걸 알 수 있다. 미백을 돕는 성분 중 각질 제거용과 코직산, 글루타치온만 제외하면 일정 성분 이상 포함되면 미백 기능성 화장품으로 인정된다.

색소 침착 과정과 미백을 돕는 성분의 역할

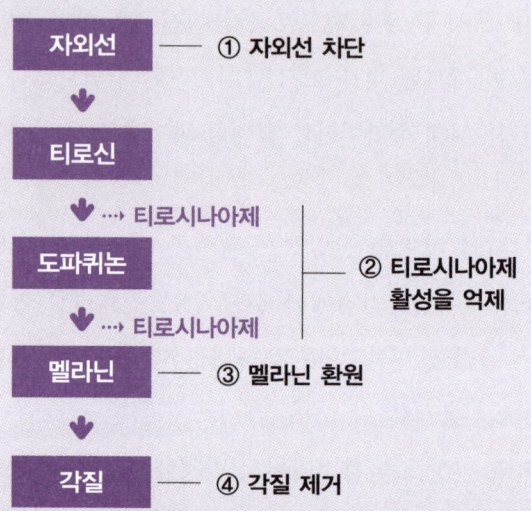

멜라닌이 형성되는 과정은 자외선을 받아 티로신 ⋯→ 도파퀴논 ⋯→ 멜라닌이 되는 것이다. 티로신이 도파퀴논이 될 때 도움을 주는 효소는 티로시나아제이고 도파퀴논이 멜라닌이 될 때 역시 티로시나아제가 도움을 준다.

그래서 피부 미백을 원한다면 첫째, 자외선을 차단하는 방법, 둘째, 멜라닌으로 가는 과정에 도움을 주는 티로시나아제의 활성을 억제하는 방법(알부틴, 감초 추출물, 닥나무 추출물이 들어간 제품 사용), 셋째, 멜라닌 자체를 없애는 방법(비타민 C유도체인 에칠아스코빌에텔, 아스코빌글루코사이트, 아스코르빈산인산마그네슘이나 글루타치온이 들어간 제품을 사용), 넷째로 멜라닌은 생성이 되었다고 피부에 다 머무르는 것이 아니라 각질에 붙어서 떨어져 나가기도 하기에 각질을 제거하는 방법(AHA, 살리실산이 들어간 제품 사용)이 있다.

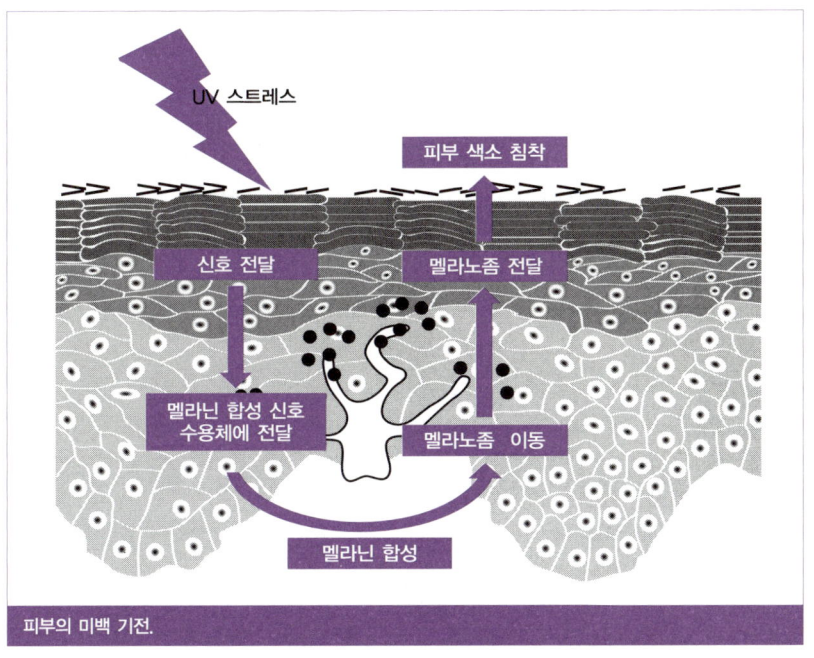

피부의 미백 기전.

　내가 원하는 것이 색소 침착 예방인지, 아니면 이미 침착된 색소를 연하게 하는 것인지 목적에 맞게 사용해야 한다. 색소가 이미 진피층까지 내려갔다면 화장품으로 없애는 것은 불가능하며, 시간이 흐를수록 점점 더 진해지기에 예방과 관리를 동시에 해야 한다. 다행히 표피에 머물러 있는 상태라면 각질 관리와 자외선 차단 등의 노력과 함께 미백 관리를 하면 없애는 것도 가능하다.

　잊지 말아야 할 것은 기미, 잡티 등의 색소 침착은 관리보다 예방이 쉽고, 그것이 훨씬 더 중요하다는 점이다. 색소가 이미 진행된 경우는 멜라닌 환원 쪽으로 더 신경을 써야 하며, 티로시나아제 활성 저해도 함께 이뤄져야 한다.

 티로시나아제의 경우 예전에는 '코직산'이라는 원료를 많이 사용했으나 2003년 동물 실험 결과 간암 유발 가능성이 있다는 발표가 나면서 생산이 중단되었다. 이후 다시 사용해도 무방하다고 결정이 났으나 이제는 소비자에게 안 좋은 인식이 자리 잡혀 화장품 회사에서 배합하고 있지 않다.

 피부 미백을 원한다면 사용할 때는 먼저 자외선 차단제를 꼼꼼히 발라줘야 한다. 각질 제거 제품의 경우 사용하면 피부가 건조해지니 보습 제품을 함께 사용해주면 좋다. 비타민 C가 함유된 제품은 유해산소를 제거하는 기능을 하기에 아침에 쓰는 것이 효과가 더 좋다.

 미백 화장품은 안전성을 100% 확신할 수 있어야 한다. 따라서 믿을 수 있는 기업이 오랫동안 사용해온 원료로 만든 제품을 선택하는 것이 가장 안전하다. 새로 나온 원료라고 혹하지 말자.

보습 화장품에 대한 세 가지 오해

보습Moisturization은 아이로니컬하게도 국어사전에도 영어사전에도 없는 말이다. 다만 영어사전에 'Moisture'라고 수분, 물기, 습기를 뜻하는 단어가 있을 뿐이다.

 즉 '보습'이라는 말은 유일하게 화장품 시장에서만 쓰이며, 마케팅을 위해 만들어진 조어造語다. 실제로 각 브랜드별로 보습 화장품은 유행과 상관없는 스테디셀러 1호의 제품군이다.

어릴 적부터 화장품에 많은 투자를 했던 친구에게서 전화가 왔다. 흥분한 목소리로 남자친구가 출장을 갔다 오면서 보습 크림을 사왔는데 바르자마자 피부가 촉촉해지는 것이 너무 좋다는 내용이었다. 아마도 업계에 종사하는 내게 자랑하는 동시에 동의를 구하고 싶었던 것 같다.

보습 화장품에 대한 오해 중 첫 번째는 발라서 촉촉해지면 좋은 제품인 줄 안다는 점이다. 그러나 정말 좋은 제품이란 수분을 얼마나 침투시켜 지금 당장의 촉촉함을 느끼게 하느냐보다 피부가 수분을 얼마나 많이 붙잡아놓게 하느냐로 판단해야 한다.

일반적으로 수분이 도망가지 못하게 하려면 일종의 막이 필요한데, 가장 좋은 막은 피부의 보습 성분이 만든 보호막이며 이는 각질층의 상태를 정상화하는 데 도움을 준다. 세라마이드와 같은 세포 간 지질, 그와 가까운 성분 외에 히알루론산과 콜라겐 등도 일종의 피부막 성분으로 사용되며, 이러한 성분을 꾸준히 바르면 잔주름과 같은 표피성 주름은 덤으로 펴주기도 한다.

두 번째 오해는 건성 피부만 보습이 필요하고 지성 피부는 필요 없다고 생각하는 것이다. 건성 피부라는 말은 수분 또는 유분이 부족하다는 뜻이며 둘 다 부족한 경우엔 악건성 피부라고 부른다. 지성 피부는 유분이 많으면서 수분도 충분한 경우와 유분은 많은데 수분이 부족한 경우의 두 가지로 나뉜다. 수분이 부족한 지성 피부는 반드시 보습 제품을 사용해줘야 한다. 단순히 건성 피부의 반대말이 지성 피부는 아닌 것이다.

　세 번째 오해는 보습 제품을 특별한 기능을 하지 않는 스킨 정도로 생각하는 것이다. 필자들은 피부 관리에서 가장 중요한 세 가지를 각질 주기, 자외선 차단, 그리고 보습이라고 생각한다. 보습 관리만 잘해도 표피에 해당되는 문제들(이미 진피층까지 진행된 문제점은 회복이 힘들 수 있어도), 즉 잔주름 같은 경우는 주름 개선 화장품 없이도 충분히 관리가 가능하다. 각질 세포의 보습력을 높여 신진대사가 정상적으로 이뤄지면 멜라닌 배출도 정체되지 않기에 잡티 또한 예방할 수 있다.

피부 보습의 중요성

최근 나오고 있는 연구 결과들은 보습제가 단순히 피부 건조를 완화하는 정도가 아니라 표피 대사 과정의 조절, 나아가 진피에까지 좋은 영향을 미침을 이야기한다. 보습제가 피부병을 고치거나 항암 효과를 발휘하기도 하고, 미백 및 노화 방지에도 시너지 효과를 준다고 알려지고 있으므로 계속적이고 깊이 있는 연구가 필요한 시점이다.

　피부 보습의 중요성은 아무리 좋은 화장품도 피부가 그것을 흡수하거나 저장할 수 없는 상태라면 발라봐야 소용이 없다는 점에 있다. 메마른 땅에 아무리 비료를 준들 흡수할 수 있겠는가? 게다가 각종 화장품에 들어 있는 합성계면활성제로 인해 피부 장벽이 파괴되고, 이 때문에 피부 내 수분을 저장하지 못하는 악순환이 거듭되고 있다. 우리들의 피부는 우리 어머니 세대보다 훨씬 더 건조한 상황이다.

피부 관리의 기초인 보습을 위해선 보습 제품을 구입할 때 꼼꼼하게 따져 보는 자세가 필요하다. 다른 제품도 마찬가지이긴 하지만 보습 제품은 반드시 성분을 확인해서 구입하라.

바르는 즉시 촉촉해지는 제품이라고 해서 무작정 좋은 제품이라고 할 수는 없다. 세라마이드, 레시틴, 글리세린, 폴리사카라이드, 히알루론산, 콜라겐, 엘라스틴, 프로틴, 아미노산, 콜레스테롤, 포도당, 글리코겐, 글리코스아미노글리칸은 수분 침투뿐만 아니라 보존 능력도 뛰어난 성분이다.

모공을 줄여주는 화장품은 없다

한국 화장품 시장의 규모는 5조 9,000억 원으로 9조 5,000억 원에 달하는 의약품 시장의 60%나 된다. 동아일보 조사에 따르면 불경기에도 화장품 소비는 줄지 않는다고 한다. 이유인즉 화장품은 자기만족형 쇼핑이라 대부분의 소비를 줄여도 화장품에는 지속적인 투자를 게을리 하지 않는다는 것이다. 과연 투자 대비 효과가 어느 정도였는지 묻고 싶긴 하지만 말이다.

이처럼 한국 여성들의 피부에 대한 관심은 엄청난데, 리서치 결과 무려 40%나 되는 한국 여성들이 모공 및 여드름 문제로 고민하고 있다고 한다. 이는 주름이나 노화 등 다른 문제들을 압도하는 놀라운 비율이다. 그래서인지 모공을 축소해준다는 화장품이나 팩류 등은 불황이 없을 정도로 팔려나간다.

아마 독자의 화장대에도 모공 관련 상품이 하나쯤은 있을 것이며, 심지어 모공 케어 화장품으로 전 라인을 다 갖추고 있는 분들도 많을 것이다. 아름다운 피부의 핵심인 모공을 신경 쓰지 않는 여성은 거의 없다고 봐도 과언이 아니기 때문이다. 그러나 결론부터 말하자면 모공을 '실제로' 줄여주는 화장품은 지금까지도 없었거니와 앞으로도 나올 수가 없다.

모공은 피부에서 분비되는 피지들이 나오는 구멍이다. 흔히들 땀구멍과 모공을 혼동하는데, 땀구멍은 땀샘이 있어 땀이 배출되는 구멍이고 모공은 털이 자라는 입구를 말한다.

모공은 크기가 0.02~0.05mm로 매우 작아 평소에는 눈에 잘 띄지 않는다. 피부에는 cm^2당 100~120개의 모공이 존재하므로 우리 얼굴엔 2만 개나 넘는 모공이 있다. 그런데 이 작은 모공들이 우리 피부에서 결정적인 역할을 한다.

모공에는 피지선이 분포하는데, 피지선은 천연 보습제인 피지를 분비하고 노폐물을 내보내서 우리의 피부를 젊고 건강하게 지켜주는 역할을 한다. 피지가 적게 분비되면 메마르고 건조한 피부가 되고, 분비량이 많으면 번들거리며 지성 피부의 가장 큰 고민인 모공 확장 피부가 된다.

피지 분비는 나이, 계절, 스트레스, 임신, 생리 주기 등에 의해 변화하기도 한다. 특히 사회생활을 하는 여성들을 중심으로 피부가 급격히 지성으로 바뀌는 사례를 많이 볼 수 있는 것은, 스트레스를 받으면 아드레날린이 과다 분비되고 이로 인해 남성 호르몬인 안드로겐이 과잉 분비되는 까닭이다.

충격적이겠지만, 모공의 크기나 숫자는 선천적, 유전적으로 이미 결정되어 있다. 다시 태어나지 않는 한 어떤 노력으로도 모공의 크기나 숫자는 줄일 수가 없다. 또한 모공에는 열렸다 닫혔다 하는 근육이 없으므로, 한번 늘어난 모공 크기를 영구적으로 줄이는 것은 불가능하다.

모공 케어의 진실

"어머~ 너 피부 진짜 좋아졌다. 완전 대리석이잖아?"
"후후~ 방학 동안에 케어 좀 받았지."
"무슨 피부과니? 나도 좀 소개해줘."

피부과를 다니면 정말 피부가 좋아진 듯한, 모공이 작아진 듯한 느낌을 받는다. 무슨 마법이라도 쓰는 것일까? 대개 피부과에서는 두 가지 방법으로 모공 관리(?)를 한다.

모공은 나팔 모양(깔때기)처럼 생겨서 위로 올라갈수록 반경이 넓어지고 밑으로 내려올수록 좁아진다. 첫 번째 방법은 이런 특성을 이용해 모공의 윗부분을 깎아 좁아 보이게 하는 것이다. 당연히 피부가 얇아지면서 트러블에 약한 민감성 피부가 되는 등 여러 가지 부작용을 낳는다.

두 번째 방법은 피부의 진피층을 자극해 모공벽에 콜라겐이 차오르게 하여 원래 크기대로 회복시키는 방법이다. 현행 피부과에서 쓰는 레이저 장비들이 대부분 이 원리에 입각한 것들이다.

그러나 이 경우 효과를 보려면 콜라겐을 만드는 섬유아세포의 활동이 활발해야 하며, 이를 위해서는 비타민 C와 E, 그리고 체내에 단백질 공급이 원활히 이뤄져야만 한다. 치료 중에 스트레스를 받는다거나 몸의 컨디션이 좋지 않거나 하면 진피 내의 상처로 사태가 더욱 악화될 수 있다.

25세 이후로 콜라겐의 양은 급격히 줄어들어 40세가 되면 한창 때의 절반에도 못 미친다. 또한 햇빛에 의해 입은 손상은 일반적으로 30년 뒤에야 나타난다고 한다. 20대에 입은 손상이 50대가 돼서야 주름, 피부 처짐 등으로 가시화되는 것이다. 그래서 대부분의 피부 손상은 이미 20세 전에 발생한다고 한다. 만약 10대 시절을 선크림 하나 없이 보냈다면 우리의 콜라겐 감소 프로그램은 이미 작동 중인 것이다.

한때 콜라겐이 함유되었다는 건강보조식품이 인기를 끌었듯 '콜라겐을 힘들게 만들어낼 필요 없이 먹으면 해결되는 문제잖아'라고 생각하는가? 콜라겐은 분자가 너무 커서 음식으로는 흡수되지 않고 대부분 그대로 배출된다. 아웃 일본에서는 콜라겐 건강식품에 대한 무용론이 대두돼 상당한 논란이 일기도 했다.

그나마 진피층의 콜라겐 생성도 생각만큼 쉽지 않고 일시적이다. 레이저나 고주파 등으로 진피층을 자극해서 잠시 콜라겐 생성량을 늘릴 수는 있지만, 치료를 멈추면 바로 치료받기 전 생산량으로 회귀해버린다. 의료보험도 적용되지 않는데 계속적인 지출을 감당할 수 있는 사람이 과연 얼마나 될까. 결국 두 가지 방법 모두 일시적 효과일 뿐이라는 얘기다.

모공을 더욱 넓히는 모공 관리 화장품

그렇다면 모공 관리 화장품은 어떨까? 예전에 '아스트린젠트'라 불리던 수렴 화장수가 있었다. 연세가 좀 있으신 분들이라면 "스킨으로 모공을 열고, 로션으로 영양을 공급한 뒤 아스트린젠트로 모공을 닫아주는 거예요"라는 옛날 화장품 판매원의 설명을 기억할 것이다.

모공을 닫아준다고? 사실은 알코올 함량이 높아서 바르면 피부가 살짝 부어올라 모공의 크기가 작아 보이는 것이다. 그저 일시적인 눈속임일 뿐 모공 자체를 조여주는 것은 절대 아니며, 알코올 성분이 피부에 강한 자극을 주기에 여러 가지 부작용을 동반한다. 그래서 지금은 거의 판매되지 않는다.

헌데 아스트린젠트는 없어지지 않았다. 여러분이 코팩을 살 때 사은품으로 따라오는 '피부 진정용' 스킨이 바로 아스트린젠트다. 피지를 쏙쏙 뽑아내고 그 스킨을 바르면 신기하게 모공이 작아지지 않던가? 그래서인지 대부분의 모공 관련 화장품에는 알코올이 포함돼 있다. 모공 관리 화장품에 기대를 버려야 하는 이유가 여기에 있다.

또 퍼밍젤, 타이트닝, 쿨링 등 모공 화장품에 붙는 화려한 문구들에 현혹되지 말자. 몸은 더우면 땀을 방출해서 체온을 낮춘다. 이는 우리 몸이 가진 항상성이라는 시스템이다. 이러한 시스템은 피부에도 그대로 적용되는데, 과도하게 피지를 제거하면 피부 보호막에 자극이 가서 피지 분비를 오히려 증가시킨다. 수렴 성분이 강한 알코올 함유 제품들도 결국 지나치게 자극을 주어 피지 분비를 증가시키는 악순환을 부른다.

코팩 역시 마찬가지다. 코팩을 해본 사람이라면 모공에서 빠져나온 피지들을 보며 희열을 느낀 경험이 있을 것이다. 코팩은 모공을 틀어막고 있는 각전(角栓, 모공 속에 쌓인 오래된 각질과 피지가 섞인 덩어리. 못처럼 피부에 콕 박혀 있다)을 제거하는 원리이다.

각전 때문에 모공 출입구가 막히면 피지가 점점 쌓이면서 모공이 커진다. 그리고 한번 각전이 생기면 묵은 각질이 정상적인 경우보다 4배나 더 빨리 생긴다. 모공 케어에서 각전 제거는 매우 중요하지만, 대부분 시트 타입인 코팩은 이 목적에 적합하지 않다. 왜냐하면 붙이고 떼어내는 과정에서 끝까지 빠져나와야 할 각전이 중간에서 잘리기 때문이다. 그러면 모공 안에는 여전히 피지가 있는 상태로 빈 공간이 생기고, 이 공간에 각종 잡균과 먼지 등의 오염 물질이 채워지면 여드름이 생기거나 모낭벽의 건강 상태가 나빠져 피지 분비를 더욱 자극하게 된다.

설사 각전이 깨끗이 제거되었다 해도 이 공간에 오염 물질이 쌓이지 않고 피지선이 원활히 흐를 수 있도록 사후 처리가 되어야 하는데, 화장품 회사의 수렴수 정도로는 어림없는 이야기이다. 그래서 "난, 코팩 열심히 했을 뿐이고! 오히려 모공이 두 배는 커졌고!"라고 게시판에 하소연하는 분들이 그토록 많은 것이다. 처음에는 모공 속의 피지가 시원하게 빠져나가는 것 같지만 다시 원래 상태로 돌아가는 데는 3일이 채 걸리지 않는다.

    피부는 매우 섬세하고 예민한 기관이다. 평생 써야 할 피부를 일시적이고 물리적인 효과에 기대 함부로 관리하지 말자. 완벽한 코팩, 완벽한 사후 관리가 되는 코팩 세트는 적어도 필자가 아는 바로는 아직 없다.

정성스러운
세안만이 해답이다

슬프지만 모공이 커지는 이유는 피지 분비뿐만 아니라 노화가 진행되기 때문임을 인정해야 한다.

    10대에서 20대 초반이라면 피지 분비 때문에 모공이 넓어지는 것이 사실이다. 그러나 성장이 멈추고 피부 노화가 시작되는 18세부터 특히 20대 후반으로 갈수록 수분 부족이나 노화에 의한 탄력 저하가 가장 큰 원인이 된다. 탄력이 떨어지면 모공도 늘어지기에 아무래도 더 커 보이기 마련이다. 노화가 원인인데 피지 조절 에센스를 비싼 것 쓴다고 관리가 되겠는가?

피부는 유기적인 구조를 가진 변화무쌍한 조직이다. 특히 모공의 문제는 모공 사이즈에 대한 구조적인 문제부터 시작하여 피지 분비 조절에 관여하는 내분비계에 이르기까지 매우 복합적인 연관성을 가지고 있다. 모공 케어에서 중요한 것은 모공벽에 탄력이 생기도록 콜라겐 합성이 원활하게 일어나도록 만드는 것과 내 피부에 알맞게 피지가 조절될 수 있도록 최상의 컨디션을 유지하는 것이다.

따라서 맥 빠지는 결론일지는 모르지만 우리가 모공에게 해줄 수 있는 '관리'는 예방과 유지가 최선이다. 부드러운 스크럽제, AHA(과일산)나 BHA, 글리콜릭산을 이용한 가벼운 필링제(화장품 뒷면 혹은 설명서의 전성분 표시를 참고하라), 그리고 딥클렌징은 모공 청결을 유지하는 데 도움을 준다. 농도가 높은 화학적 필링은 피부에 부작용이 더 크다.

그러나 이런 방법들은 중요도를 따진다면 10% 정도이고, 나머지 90%는 매일 매일의 정성스러운 세안이다. 비누로 충분히 거품을 내어 근육의 결 방향대로 꼼꼼히 마사지해보자. 노폐물이 쓸려나갈 뿐만 아니라 혈행을 원활히 하므로 피부 톤도 개선된다. 마지막으로 잔여물이 남지 않도록 여러 번 깨끗이 헹궈낸다. 술 한잔 한 김에 집에 들어와 씻지도 않고 곯아떨어질 때, 여러분의 피부는 비명을 지른다는 사실을 명심하라.

또 한 가지 중요한 점은, 손을 항상 깨끗이 하고 웬만하면 얼굴을 만지지 않는 것이다.

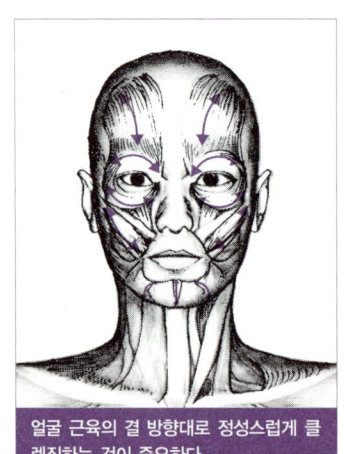
얼굴 근육의 결 방향대로 정성스럽게 클렌징하는 것이 중요하다.

우리들의 손에는 일일이 열거하기도 힘든 각종 세균들이 살고 있으므로, 청결하지 않은 손으로 얼굴을 만지는 것도 모공을 넓히는 지름길이기 때문이다. 습관적으로 얼굴을 문지르고 만지면 모공 속의 피지와 손의 세균이 만나 트러블이 일어나고, 이는 결국 모공이 넓어지는 결과를 가져온다.

아이크림 과다 사용으로
비만에 걸린 눈가 피부

눈가의 피부는 두께가 0.04mm에 불과해 전신의 피부를 통틀어 가장 얇다. 표피와 진피의 두께도 얇고, 피지선이나 한선도 다른 피부에 비해 덜 발달했다. 볼이나 이마, 턱에 비해 피지량이 적기 때문에 컨디션이 나쁘거나, 주변 환경이 나빠지거나 나이가 들면 가장 먼저 표가 나는 부분이다. 눈가는 쉽게 건조해질 수 있으며 노화의 증후인 주름살도 가장 먼저 생길 수밖에 없다. 이는 누구도 거역할 수 없는, 신이 만들어놓은 프로그램이다.

하지만 꿈을 파는 화장품 회사들은 자기네 제품을 씀으로써 노화를 유예할 수 있다고 우리에게 속삭인다. 얼굴 기초 4종 세트도 모자라 눈 전용 3종 세트(아이젤, 세럼, 크림)를 발 빠르게 내놓은 회사도 있고, 심지어 아이크림을 고2, 즉 18세부터 발라야 한다고 주장하는 화장품 회사들도 있다.

아이젤, 데이용 아이크림, 나이트용 아이크림, 아이 전용 선크림….

최근 해외여행을 다녀온 친구가 면세점에서 구입한 화장품 중 눈 관련 제품만 모아본 것이다. 30대 중반으로 넘어가는 길목에 서자 이제는 아이크림 하나로는 불안한 나머지 눈에 집중 투자한 것이다.

그 친구가 하는 쇼핑의 변이 그럴 듯했다. 잦은 야근과 스트레스로 짙어진 다크서클을 완화하기 위해 아이젤을 써야 하고, 낮과 밤의 피부 상태가 다르므로 아이크림도 2종으로 차별화해서 써줘야 하며, 여행 중 강한 햇빛에 대응하기 위해서 눈 전용 선크림이 필요했다나? 그러나 이 야심찬 쇼핑은 머리에 좋다고 총명탕, 몸에 좋다고 십전대보탕, 기력이 허하다고 녹용까지 함께 달여 원샷하는 꼴과 별반 다르지 않다.

눈가 주변은 턱이나 볼 근육과 달리 미세한 표정을 표현하는 부위이다. 그래서 눈가의 피부가 얇은 것이고, 피지선이 덜 발달한 것이다. 즉 다른 부위의 피부보다 피지가 적은 것이 정상이라는 얘기다.

그런데 우리는 눈가 주변에 유·수분 공급을 더 많이 해야 한다고 착각하고 있다. 그리고 결국 이러한 착각이 무수한 아이크림의 부작용을 낳고 있다. 눈가 피부가 처지고, 주름이 더 빨리 생기고, 있던 주름은 더 깊어지고, 심지어 눈가에 오돌토돌한 비립종이 생기는 결과를 가져오고 있다. 바로 영양 과잉에서 오는 현상들이다.

눈가가 수용할 수 있는 화장품의 양은 얼굴 다른 부위들의 50% 미만이기에, 유·수분량도 훨씬 적게 공급해야 한다. 더 얇고 미세한 움직임을 담당하는 부분이므로 좀 더 세심하게 관리할 필요는 있지만, 지금처럼 관리하는 것은 오히려 눈가 피부를 망치는 방식이다. 피부가 흡수할 수 있는 양 이상의 화장품을 바르면, 잉여량은 표피 위에 그대로 머물며 피부 모공을 막고 피부 호흡을 방해한다. 그뿐인가? 탄력 있고 탱탱하게 올라붙어야 할 피부가 잉여 화장품의 무게로 처지게 되어 있다.

다크서클 또한 피부의 문제라기보다는 내인성인 경우가 많다. 다크서클 완화 크림을 아무리 발라봐야 혈액순환 및 신장 기능의 개선 없이는 효과를 볼 수가 없다. 화장품은 약이 아니다. 혹시 화장품 판매원들이 "이 화장품이 혈액순환을 좋게 해서 다크서클을 없애줘요"라고 말한다면, 그들은 화장품이 아니라 약을 팔고 있는 것이다. 또 그런 화장품은 존재하지도 않는다.

주름을 쫙쫙 펴주고 다크서클에 효과 있는 화장품이란 것은 광고에서나 봤지 직접 겪거나 주변에서 들은 적이 없을 것이다. 지금까지 아이크림계의 반짝 스타는 있어도 스테디셀러가 없는 이유가 이 때문이다. 항상 소문과 포장만 화려했지, 실제 확실한 기능을 발휘하는 아이크림은 없었다는 반증이다.

눈가는 항상
아기처럼 다루어라

인터넷을 서핑하다가 만난 어느 블로그에서 중 2때부터 화장품 판매 직원의 권유로 아이크림을 발라왔다는 어느 여성의 얘기를 보고 깜짝 놀란 적이 있다. 피부를 돈 들여가며 망치다니! 젊어서부터 아이크림을 예방 차원으로 발라야 한다는 것은 그저 화장품 회사의 상술일 뿐이다. 절대로, 피부가 알아서 할 일을(항상성) 미리부터 화장품을 개입시켜 피부 자체의 조절 시스템을 파괴해선 안 된다.

만일 여러분이 35세 이전이라면 아이크림은 안 써도 된다. 아니, 쓰지 마라. 주름을 예방한다는 미명하에 특별한 이상이 없는데도 아이크림을 바르는 것은 눈가 피부에게 역기를 들라는 말과 같다는 사실을 명심하자. 과잉 공급은 노화만 앞당길 뿐이다.

하지만 이미 갖고 있는 것이 있고 버리기가 아깝다면 가끔 건조하다는 자각증상이 있을 때만 얇게 바르는 정도로 충분하다. 그리고 지금 있는 것을 다 쓰고 나거든 새로 사지는 마라. 35세가 넘은 분도 마찬가지다. 건조 증상이 느껴질 때만 가끔 쓰되 이 역시 굳이 아이크림이어야만 할 이유가 없다. 얇은 눈가 피부를 위해선 무게감이 덜한 라이트한 크림이라도 무방하다.

여러분도 알다시피 아이크림은 용량 대비 고가다. 그런데 그렇다고 아이크림에 일반적인 크림과 비교할 때 무슨 특별한 성분이나 기술력이 들어가 있지는 않다. 얇은 눈가 피부를 강조하며 입자를 가볍게 만들었음을 강조하지만 그것도 사실은 별 차이 없다. 그저 눈 전용이라는 이유만으로 귀하신 몸 대접을 받는 것이다.

물리적인 두께의 차이는 있지만, 눈가 피부나 일반 피부는 같은 줄기세포에서 만들어지고 있는 똑같은 피부다. 다만 연약한 눈가 피부의 경우 좀 더 세심한 관리 습관은 필요하다. 예를 들어 클렌징 시 무리하게 닦아내지 않기, 눈 주변을 자주 비비거나 만지지 않기 등이다. 화장품을 안 발라서가 아니라 무심코 가하는 물리적인 자극이 오히려 눈가의 노화를 앞당긴다.

따라서 눈 주변에 화장품을 바를 때는 그야말로 아기처럼 다뤄야 한다. 바르는 방법도 손끝으로 문지르는 게 아니라 가볍게 톡톡 쳐서 흡수시킨다. 그리고 대부분 눈가 바로 밑―만져봤을 때 푹 꺼지는 부분―에 바르는데, 눈 바로 밑 피부는 무언가를 흡수할 수 있는 부위가 아니다. 정확히 말해 아이 홀eye hole이 만져지는 눈가의 뼈 주변에 발라주는 것이 더 효과적이다. 아이 홀 주변의 피부 상태가 눈가의 탄력을 결정하기 때문이다.

그래도 의례히 기초 화장의 마지막 단계로 아이크림을 바르던 예전의 버릇 때문에 자꾸 아이크림이 생각난다면, 차라리 그 때마다 '눈 좋아지는 눈 체조'를 해보는 것은 어떨까. 시선을 이리저리 굴리면서 눈 근육을 풀어주는 눈 체조는 눈가 피부에 탄력을 주고 주름 예방 및 개선에도 효과가 있다.

피부 노화의 최대 주범, 자외선

약 10년 전부터 오존층 파괴와 지구 온난화의 위협으로 권장되어온 자외선 차단제, 일명 선크림. 2006년 태평양의 조사에 따르면 우리나라 성인 여성 10명 중 8명은 자외선 차단제를 사용하는 것으로 추정된다. 이제 자외선 차단제는 스킨케어의 마지막 단계로 없어서는 안 되는 필수 제품이 되었다. 그러나 이 역시 화학물질로 이뤄진 만큼 여러 가지 해결해야 할 문제들을 안고 있다.

피부 노화의 주범 자외선! 피할 수 없기에 모두가 두려워하는 자외선은 UV-A, UV-B, UV-C의 세 종류로 나뉜다.

자외선 A(UV-A)는 지구에 도달하는 자외선의 대부분을 차지해 '생활자외선'이라고도 불린다. 여름이라고 많이 쬐거나 겨울이라고 적게 쬐지 않고(계절 무관), 햇볕이 쨍쨍하든 비가 오든 같은 양이 내려 쪼인다(날씨, 일기 무관). 심지어 구름이나 창문, 커튼 등에 차단되지 않으므로 실내에서도 영향을 받는다. 자외선 A는 진피까지 깊숙이 침투하여 피부의 탄력을 떨어뜨리고 주름을 만드는 등 조기 노화의 가장 큰 주범으로 꼽힌다. 또 활성산소를 생성시켜 세포막에 손상을 주고 진피를 공격해 콜라겐과 엘라스틴(탄력섬유)을 파괴한다.

자외선 B(UV-B)는 태양의 고도가 높은 한낮에 가장 많은 양이 내려쬐며 일광화상, 태닝, 광발암 현상을 일으키기도 한다. 마지막으로 자외선 C(UV-C)는 염색체 변이를 일으키고 단세포 유기물을 죽이며, 눈의 각막을 해치는 등 해로운 영향을 끼친다. 살균력이 강한 단파장으로 암을 유발하는 것으로도 널리 알려져 있다.

아직 확실히 규명된 것은 아니지만, 학자들은 제일 위험하고 유해한 자외선 파장으로 UV-C를 꼽는다. 현재는 다행히 UV-C의 대부분을 오존층이 흡수하고 있지만, 오존층 파괴가 전 세계의 공통적인 재앙으로 다가온 지금으로선 머지않아 UV-C 차단제도 나올 거라는 짐작을 가능케 한다.

자외선은 체내에 비타민 D를 합성하는 순기능이 있지만 그보다는 피부에 끼치는 악영향이 훨씬 위협적이다. 그 대표적인 것이 피부 노화 촉진이다. 피부 노화는 크게 내인성노화(세월의 흐름에 따라 자연스럽게 발생하는 노화 현상)와 광노화(햇빛 노출에 의한 노화)로 나뉘는데, 사실 노화의 70%는 광노화에 의해 일어난다. 예를 들어 배나 엉덩이처럼 햇볕에 노출될 일이 별로 없는 피부는 적어도 60세 즈음까지는 주름이나 색소 침착이 일어나지 않는다. 그리고 거의 매일을 햇볕에 노출돼 있다시피 하는 얼굴과 손이 제일 먼저 늙는다.

자외선은 표피와 진피 모두를 노화시킨다. 자외선에 의해 손상된 표피는 처음에는 두꺼워졌다가 노화가 점차 진행되면서 급격히 얇아지고, 이에 따라 주름이 생긴다. 또 멜라닌 세포가 불규칙하게 활성화되면서 색소 침착이 일어나고 피부 내의 면역 기능도 저하된다.

그뿐이랴. 진피에서는 콜라겐의 양이 급감하면서 굵은 주름이 생성되고, 엘라스틴의 변형이 일어나 피부의 탄력이 없어진다. 광노화의 경우 내인성노화와는 달리 진피 내에 침윤이 일어나는데, 이는 만성적인 자외선 노출에 대한 염증 반응이라고 할 수 있다. 그런데 이 염증 세포들이 싸이토카인(생리활성물질)들을 분비하여 노화를 더 빨리 진행시키는 촉매제 역할을 한다고 한다.

생명의 근원인 태양은 역설적이게도 우리의 노화에도 관여하고 있는 것이다.

자외선 차단제의 차단지수와 성분

그렇다면 흔히 자외선 차단지수로 알려진 SPF는 무엇을 뜻하는 것일까? SPF는 'Sun Protection Factor'의 약자로 자외선 B의 일광 차단지수이다. 이 수치가 높을수록 자외선 차단 정도도 높음을 뜻하지만, 실제로는 차이가 그렇게 많이 나지 않는다.

예를 들어 SPF8은 자외선 차단율 87.5%, SPF15는 약 93%가 차단되는 반면 SPF30은 약 97% 차단 효과가 있다. SPF가 두 배 차이라도 실제 차단 정도의 차이는 몇 % 정도에 불과하니 굳이 제일 높은 차단지수를 고집할 필요가 없다. 예전에는 SPF25~SPF30 정도면 충분하다 했는데, 요즘은 SPF50, 심지어 SPF100까지 나오는 추세다. 하지만 차단지수가 너무 높은 제품은 피부에 자극감을 높이는 등 득보다 실이 많다는 점을 기억하자. 더구나 자외선 차단제는 지수보다는 바르는 양과 주기(횟수)에 더 영향을 많이 받는다.

SPF는 익숙하지만 PA는 조금 생소할지도 모르겠다. PFA라고도 하는 PA는 'Protection Factor of UV-A'의 약자로 자외선 A에 대한 차단지수를 나타낸다. 보통 우리나라에선 PA+, PA++, PA+++로 나타내는데, PA 대신 UVA로 표시하기도 한다.

이 표시는 일본에서 만든 기준인데, +가 1개면 차단제를 바르지 않은 것보다 2~4배 정도 보호된다는 의미이고 ++는 4~8배, +++는 8배 이상을 의미한다.

앞에서 얘기했듯 자외선 A, B 모두 피부에 해롭기 때문에 자외선 차단제를 고를 때는 SPF와 PA 지수가 모두 표시돼 있는지 확인하고 원하는 차단 정도를 고르는 것이 좋다.

그렇다면 자외선 차단제의 성분은 무엇일까? 예상하고 있겠지만, 자외선 차단제에는 그리 좋은 성분들이 들어 있진 않다. 이이제이(以夷制夷, 오랑캐로 오랑캐를 무찌르다)라고 생각하는 게 좋을 정도이다.

먼저 자외선 차단제는 화학적 차단제와 물리적 차단제 두 종류가 있다. 화학적 차단제는 자외선을 흡수하는 원리로 피부에 투명하게 발리지만, 다량 배합 시 접촉성 피부염을 일으킬 수 있다. 또한 이런 성분의 함량이 높아질수록 피부에 자극이 높아진다.

화학적 차단제에 들어 있는 니트로벤조산은 피부 표면의 단백질을 분해해 거울처럼 자외선을 반사시키는데, 얼굴 피부에는 단백질이 많아서 과다 사용하면 모공이 넓어지고 피부 색이 붉어지는 부작용이 생긴다. 또 시나메이트는 피부에 열을 흡수하는 과정에서 피부암이 유발된다는 보고가 있어서, 이 성분이 들어간 자외선 차단제를 사용할 때는 먼저 피부에 바셀린을 얇게 바르라고 권고하는 연구 결과까지 나와 있다.

니트로이소산아데모늄은 디에틸산화칼륨의 이중 복합체로, 자외선을 차단하기 위해 인공적으로 만들어진 화학물질이다. 이 성분은 지방 분해 능력이 있는데 민감한 피부의 경우 바르면 트러블이 일어나기도 하고, 지방 분해 시 일어나는 현상으로 인해 피부가 검게 변할 수도 있다고 한다. 이 외에 파바, 벤조페노네스도 알레르기를 유발하는 성분으로 알려져 있다.

물리적 차단제는 자외선 산란제로 자외선 차단 작용이 우수하고 접촉성 피부염 등의 부작용도 없는 것으로 알려져 있다. 다만 불투명한 성분이라 크림이나 로션에 배합했을 때 미관상의 문제가 있다. 적정량을 바르면 마치 회반죽을 개어놓은 것처럼 허옇게 떠 보이고, 주성분인 이산화티탄은 활성산소를 방출해 피부 세포를 손상시킬 수 있다.

WHO(국제보건기구)는 자외선 차단제를 1회당 최소 35ml를 바를 것을 권장하고 있는데, 독일의 킬대학 연구팀에 따르면 이 경우 알루미늄이 최소 200mg이상 도포된다고 한다. WHO 지침대로 해변 등과 같은 야외 활동 시에 2시간마다 덧바른다면 알루미늄이 1g이상 피부에 도포되는 셈이다.

이와 같이 도포된 알루미늄염은 피부에 축적된 후 몸 밖으로 배출되지 않고 여러 장기로 이동해 쌓이게 된다. 알루미늄의 경우 피부에 산화적 손상을 일으킨다는 연구 정도만이 보고돼 있어 아직 연구가 더 필요한 부분이다. 이렇듯 화학적 차단제, 물리적 차단제 모두가 장단점이 있다.

자외선 차단제는 필요악이다

보통 다른 화장품은 너무 많이 발라 문제가 되는데 자외선 차단제는 너무 적게 발라 문제가 된다. 선크림을 많이 바른 뒤 메이크업을 하게 되면 화장이 뭉치거나 허옇게 떠 보이는 것 때문에 의식적으로 적게 쓰기 때문이다.

여러분이 SPF30, PA+++인 제품을 사용하면 보통 0.5mg~1.3mg/cm² 정도를 바를 텐데, 이것이 일반적인 수치다. 그런데 이 정도 발라서는 기대하는 효과의 20~50%도 얻지 못한다고 한다.

영국피부과학회지의 한 연구에 따르면, 전신에 바를 경우 2온스, 즉 46~50g 정도 사용해야 제품에 적혀 있는 SPF 차단 지수만큼의 효과를 볼 수 있다고 한다. 또 다른 연구에서는 소비자들이 권장량의 10%밖에 바르지 않는다고도 했다. 적어도 얼굴에는 3g~4g 정도는 발라야 한다는 얘기인데, 보통 자외선 차단제의 용량이 30g이므로 10번 만에 한 통을 다 써야만 기대 효과를 볼 수 있다는 얘기다. 자외선 차단제 한 통을 쓰려면 빨라야 6개월에서 1년 걸리는 우리에게는 너무 부담스러운 양이다.

또 자외선 차단제는 차단 지수와 상관없이 1~2시간마다 덧발라야 한다는 문제가 있다. 화학적 차단제의 경우 성분 유효시간이 한두 시간을 넘지 않기 때문이다.

설사 권고대로 자외선 차단제를 꾸준히 바른다 해도 몇 년이나 그 효과가 지속될지 또한 미지수이다. 우리 인간에게는 '내성'이 있어 어떤 성분의 효과가 영원히 지속될 수 없다. 대부분의 약품들이 그렇듯 몸이 익숙한 성분에 공조를 시작하기 때문에, 점차 양을 늘려가거나 다른 조치를 취해야만 효과를 유지시킬 수 있는 것이다. 자외선 차단제 역시 예외는 아니어서 이에 대한 의문과 문제점들이 심심치 않게 제기되고 있는 상황이다.

매일 발라야 하는 필수품, 자외선 차단제. 발암성 물질로 의심 받고 있는 것도 있고 알레르기를 유발하기도 하고, 아직 정체가 밝혀지지 않은 성분들도 있다. 바르는 양, 바르는 횟수 또한 우리가 완벽하게 지키기는 불가능하다. 자외선 차단제를 고를 때만큼은 특정 성분, 특정 제품을 고집하지 말고 여러 종류로 다양하게 써보자.

이쯤 되면 자외선 차단제가 태양빛에서 우리를 구해줄 유일한 신이 아니라는 것을 이제 알았을 것이다. 지금까지는 자외선 차단제를 발랐으니 괜찮다고 볕 앞에 당당했다면, 이제부터는 선글라스, 선캡, 모자, 양산 등의 보조 수단도 적극 활용해보자. 선캡의 경우 자외선을 97%까지 차단하는 효과가 있다고 한다.

또한 강하게 한 번 자외선에 노출되는 것보다 낮은 강도라도 반복적으로 노출될 때 피부가 받는 피해가 더 커진다. 여름 해변에서 한나절 뙤약볕에 노출되는 것보다 태닝 숍에서 반복적으로 쐬는 선탠기가 더 안 좋다는 얘기다. 진정으로 피부를 위한다면 구릿빛의 선탠은 자제하길 권한다.

Cosmetics Counseling

기능성 화장품을 제대로 쓰고 싶다면 지금까지와는 반대로 접근해보라. 현재 습관처럼 사용하고 있는 기능성 화장품이나 인증 마크들은 과감히 잊고, 미백이든 주름이든 내가 원하는 성분을 알아보고 그 성분이 들어간 제품을 찾아 선택하라. 식약청의 원료 검색 또는 인터넷을 이용하면 쉽게 원료의 효능을 알 수 있다. 일단 전성분의 기능을 확인하면 함유 제품들을 찾는 것도 어렵지 않을 것이다.

메이크업 제품의 달콤한 거짓말

　　　　　　　　항노화 성분인 코엔자임 Q10이 들어 있는 파우더가 있다고 치자. 이 파우더를 꾸준히 바르면 노화가 지연될까? 미백 성분이 포함된 파운데이션이 있다. 과연 이 파운데이션을 계속 바르면 얼굴이 하얘질까?

　우리는 메이크업 제품에 새로운 기능이 추가됐다고 하면 대개 솔깃해한다. 스킨케어 제품들과는 달리 메이크업 제품들은 피부에 악영향을 줄 거라는 고정관념이 있어 더욱 그렇다. 그냥 파운데이션은 피부를 건조하게 만들 것 같지만 콜라겐이 첨가된 파운데이션은 왠지 피부에 굉장히 좋을 것 같다고 생각하는 소비자의 심리. 물론 화장품 회사는 이런 마음을 꿰뚫어 보고 있다.

그래서 Q10이나 콜라겐 외에도 비타민 A, C, E, 아데노신 펩타이드, 헥사 펩타이드, 밀크 씨 추출물, 알란토인, 알로에베라 등의 다양한 기능성 성분들을 첨가해 메이크업 화장품에도 미백, 항노화 기능이 있음을 대대적으로 광고한다. 당연히 가격도 일반 메이크업 제품보다 10~30% 정도 높게 책정한다.

하지만 그래도 우리들은 "이걸 바르면 메이크업도 하고 피부 관리도 하는 격이네! 조금 더 비싸도 피부를 위한 제품이니까!" 하며 지갑을 열게 된다. 안타깝지만 필요 없는 지출만 늘어난 셈이다.

메이크업 제품 속 기능성 성분은 사족

모든 메이크업 제품의 배합 원칙은 '피부에 흡수되어서는 안 된다'는 것이다. 왜냐하면 메이크업 제품이 피부에 침투하면 그야말로 큰일이 나기 때문이다.

예를 들어 오늘 아침에 바른 푸른색 아이섀도가 눈꺼풀에 흡수되고 빨간 립스틱이 입술에 흡수된다면? 메이크업 제품에는 기본적으로 색소가 포함돼 있는데, 이런 색소들이 몸에 흡수되어 남아 있으면 색소 자체의 독성도 문제지만 최악의 경우 피부가 변색되기도 한다. 과거 화장품 제조 기술이 미흡하던 시절, 진한 눈 화장을 즐기던 분들은 판다처럼 눈 주변이 변색된 경우도 흔히 볼 수 있었다.

메이크업 제품은 클렌징 제품으로 쉽게 지워져야 하고 피부 속 깊이 침투되지 않는 물질들이어야 한다. 하지만 화장품 회사들이 내세우는 기능성 성분들의 경우 거의 대부분이 고분자 화합물이고, 이 성분들은 피부 깊숙이 침투돼야만 효력을 발휘한다. 피부에 침투되면 안 되는 제품 속에 피부에 침투돼야만 효과가 있는 성분을 넣는다는 건 전혀 앞뒤가 맞지 않는 아이러니다. 물론 화장품 회사들은 이런 사실을 누구보다 잘 알고 있다.

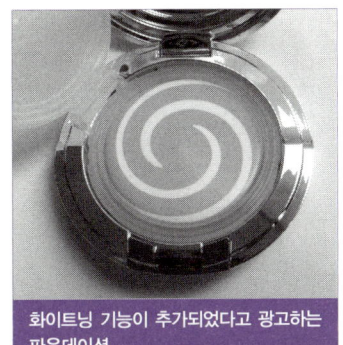

화이트닝 기능이 추가되었다고 광고하는 파운데이션.

그렇다면 효과도 없는 이런 성분들을 왜 굳이 넣을까?

화장품은 필수품인 동시에 사치품이며, 실제 기능보다는 그것을 소유하고 사용함으로써 더 큰 만족감을 얻는 '자기만족형 소비 제품'이기 때문이다. 이는 그냥 가방이 아니라 명품 가방, 그냥 신발이 아니라 명품 신발을 원하는 심리와 일맥상통한다. 많은 소비자들이 화장품의 기능이 아니라 그 브랜드가 약속하는 아름다운 허상을 기꺼이 구매하고 있는 것이다.

진짜 조심해야 할 색소 문제

메이크업 제품을 바르면 피부 트러블이나 알레르기가 일어나서 화장을 전혀 못하는 사람들도 종종 있는데, 이는 메이크업 제품에 독성 성분이 많이 포함돼 있다는 반증이기도 하다. 또 대부분의 메이크업 성분들은 클렌징으로 모두 지워지게끔 만들기 때문에 클렌징만 잘 한다면 잔존 성분으로 인한 문제가 거의 일어나지 않는다. 하지만 오래도록 메이크업을 유지하고 있는 경우에는 이야기가 달라진다.

우리가 화장을 하는 이유는 예뻐지기 위함이다. 그래서 메이크업 제품을 이용해 얼굴 톤을 곱게 정돈하고 여러 가지 색상을 이용해 얼굴에 음영을 주거나 생기 있어 보이게 만든다. 이렇듯 메이크업 제품의 핵심이자 주요 성분은 색을 표현하는 '색소'들이다.

색소는 요즘 뜨고 있는 펄 색소를 비롯해 천연색소, 유기안료, 무기안료 등이 주로 쓰인다. 무기안료나 천연색소는 비교적 자극이 적은 편에 속하는데 우리가 유의해야 할 색소는 유기안료, 즉 타르색소다. 타르색소는 출신성분부터가 참 부담스럽다. 석탄의 콜타르에서 추출한 벤젠이나 톨루엔, 나프탈렌으로부터 합성해서 만들어지기 때문이다.

화장품에 들어가는 타르색소는 약 90여 종에 달한다. 12종은 식품첨가물로 허가된 것이지만 79종은 식품첨가물로 금지된 것으로, 대부분 암이나 간장 부종을 유발한다. 연구자들은 타르색소를 매일 사용할 경우 상당량이 체내에 축적되고, 발암성이 있는 색소를 매일 바르는 건 피부에 발암 실험을 하는 것과 다름없다고 경고하고 있다. 무시무시하다.

1985년 미국의 공익단체인 퍼블릭시티즌은 식품에서부터 화장품(립스틱)까지 광범위하게 사용되는 10가지 발암성 의심 염료의 안전성에 대해 함구한다는 이유로 FDA를 고소했다. 우리나라의 경우 식품은 물론 아이들이 먹는 감기약에도 타르색소가 첨가된 것으로 밝혀져 전국이 발칵 뒤집힌 것이 불과 몇 년 전의 일이니, 미국에 비해서는 20년 정도 늦게 반응하고 있는 셈이다.

립스틱과
립글로스는 안전한가

입술에 바르는 립스틱이나 립글로스는 상당량을 '먹고 있기 때문에' 문제가 된다. 음식을 먹을 때 몸속으로 들어가기도 하고 무의식중에 입술을 핥는 동작으로 먹는 양도 만만찮다. 그렇다면 립스틱이나 립글로스를 '먹어도 괜찮게' 만들어야 하지 않을까?

그러나 식품 첨가물로 허락되지 않은 79종의 색소를 쓰는 대부분의 화장품 회사는 '립스틱은 먹는 것이 아니라 바르는 것'이라는 말만 되풀이할 뿐, 이 문제에 대한 더 이상의 언급을 회피한다. 다른 색소 화장품은 몰라도 최소한 립스틱, 립글로스의 색소 문제는 분명히 짚고 대책을 마련해야 할 문제다.

먼저 식용색소 적색 2호는 미국에서는 발암성 문제로 사용이 금지된 지 오래다. 또 적색 3호는 알레르기와 천식, 설사를 유발할 수 있다. 미국 FDA에선 제품에 첨가할 경우 사용상 주의를 표기하게 되어 있으나 우리나라에서는 아무런 규제가 없다.

황색 4호는 매사에 의욕을 잃게 하며, 과격한 행동과 폭력을 휘두르는 HLD증후군의 원인이 되는 것으로 알려져 있다. 물론 우리나라에선 전혀 규제하고 있지 않다. 황색 5호는 두드러기와 혈관성 부종을 일으키고, 특히 어린이의 경우 행동과다증(집중력을 떨어뜨려 잠시도 가만히 있지 못하는 행동장애의 일종)의 원인이 된다. 역시 우리나라에는 규제가 없다.

또 가끔 '오렌지Ⅱ'라는 첨가물을 볼 수 있는데, 오렌지에서 추출한 것은 전혀 아니고 물과 질소, 산소, 나트륨을 섞어 만든 공업용 색소의 일종이다. 립스틱 제조에 숱하게 사용되는 색소이기도 하다.

알루미늄 하이드록사이드는 수용성 지속력을 높이기 위해 사용되는 것으로, 립글로스에서 가장 인기 있는 진한 핑크색을 만들어낸다. 이 성분은 피부에 산화적 손상을 일으키는 것으로 알려져 있다.

립스틱에는 또한 포름알데히드 같은 방부제는 물론 BHA Butylated hydroxyanisole같은 항산화제가 들어 있을 수 있고, 이들은 모두 암을 일으키거나 일으키는 것으로 의심받고 있는 성분 리스트에 포함돼 있다. 또한 입술 관련 제품들은 바르는 위치가 코 밑이어서 향을 중시하는 제품군에 속하기도 한다. 이에 따라서 비교적 과량의 인공 향료까지 추가되는 실정이다.

우리가 할 수 있는 대책들

'색소 문제'에 있어서는 마땅한 대안이 없어 답답한 실정이다. 생리활성물질까지 겸비하여 몸에 이롭다고 알려진 천연색소를 쓰면 되지 않느냐고? 하지만 천연색소는 발색이 잘 안 되고 3~4일이면 변색되어버리는 단점이 있는데, 아직까지는 이 문제를 기술적으로 풀지 못했다.

반대의 소리들도 있다. 화장품에 들어가는 독성은 극히 미미한 양이므로 전혀 인체에 영향을 주지 않는다는 주장이다. '싫으면 화장을 안 하면 되지'라고 주장하는 이런 사람들은 유해 화학물을 경고하는 사람들의 주장을 과민 반응쯤으로 취급한다. 미국의 경우 캘리포니아, 인디애나, 뉴욕 주 등 일부 지역에서 화장품이 미치는 해악에 대한 공방이 계속 벌어지고 있는데, 일부에선 소송도 시도하고 있다. 이는 마치 담배를 둘러싸고 소비자와 제조 회사가 오래 전부터 벌이고 있는 싸움과도 유사하다.

화학에는 '역치점'이라는 용어가 있다. 예를 들어 어떤 성분의 역치점이 100이라면 99.9까지는 활성화하지 못한다는 뜻이다. 그러나 100이 되는 순간부터 그 성분은 활동을 개시한다. 우리가 두려워하고 현대사회에서 문제가 되고 있는 중금속들이 대부분 '역치점'을 가지고 있다. 그래서 각각의 성분이 역치점에 도달하는 시점을 최대한 늦추도록 '독도 조금씩 골고루 먹으면 문제없다'라는 주장도 나왔다.

그러나 문제 성분을 생활습관으로 피하라니, 이는 핵심을 비껴가는 논의가 아닌가 한다. 표시 지정 성분들의 해악성에 대해서는 어느 정도 밝혀져 있으나, 화장품 성분 중에는 아직 정체가 밝혀지지 않은 것들도 아주 많기 때문이다.

세상을 등지고 산속에 들어가 혼자 살 거라면 모를까, 사회생활을 하면서 우리가 아예 메이크업을 하지 않을 수는 없다. 그렇다면 현재로서는 '조심'만이 대안이다.

색조 제품은 기본적으로 피부에 침투되지 않게 만들어지지만, 기초 화장품을 사용한 뒤 어떤 방어막도 없이 색조 제품을 피부에 바르는 것은 위험하다. 스킨케어 제품에는 유효 성분들을 진피층까지 깊이 전달하는 트랜스포터 기능을 가진 성분들이 들어 있는데, 이를 방어막으로 차단하지 않으면 그 성분이 색조 화장품과 만나 색소까지 덤으로 가져가는 경우가 생기기 때문이다. 그러므로 색조 화장을 하기 전에는 반드시 방어막 기능이 있는 베이스류 또는 자외선 차단제를 발라주는 것을 잊지 말아야 한다.

Cosmetics Counseling

아이섀도, 마스카라, 아이라이너는 눈 주변(점막 근처)에 바르는 것이어서 색소 규제가 많은 편이다. 그러나 FDA에 의해 안정성을 보장받은 성분들도 성분 자체가 중금속을 함유하고 있는 것들이 많고, 혈관 속으로 흡수되거나 체내에 축적될 가능성이 있는 성분들이 많다.

아이라이너와 마스카라에서 널리 알려진 위험 중 한 가지는 바르는 기구와 제품 속에 들어 있는 박테리아 오염물이다. 1982년에 미국의 한 여인이 마스카라를 바르다가 실수로 각막을 긁었는데 이후 실명 위기에 처하게 되었다. 그녀가 사용한 마스카라는 리필 가능한 제품이었는데, 너무 오래 사용한 마스카라 브러시에 슈도모나스(Pseudomonas) 박테리아가 축적돼 있었고, 이 바이러스가 각막을 감염, 손상시켰던 것이다. 결국 그녀는 각막 이식수술을 받아야 했다. 눈 주변 화장을 할 때 쓰는 메이크업 도구들은 특별히 청결하게 관리하도록 주의하자.

바디 용품과 필링 제품의 허와 실

　　　　수돗물로 15분간 샤워를 했을 때 몸속에 들어오는 염소의 양은 수돗물 1L를 마셨을 때의 600배에 이른다는 조사 결과가 있다. 수돗물을 정화하기 위해 약품 처리를 하는 것이 미심쩍어 특별히 생수만 마시는 분들에게는 좀 충격적인 이야기일 것이다.

　이렇게 굳이 입으로 섭취하지 않아도 알게 모르게 피부로 흡수되는 유해 성분의 양은 상당하며, 성분에 따라서는 먹는 것보다 인체 중 가장 넓은 기관인 피부로 흡수하는 것이 더 빠르게 많은 양을 흡수시키기도 한다. 이는 아로마 요법이나 아율베다(인도의 정통 의학)에서 쓰는 원리이기도 하다. 좋은 성분들은 피부 마사지를 통해서 더 넓은 면적에 직접적으로 흡수시킬 수 있다는 것이다.

그렇기 때문에 바꿔 말하면 피부 전체에 사용하는 성분들일수록 혹시 해롭지 않은지 더 꼼꼼히 따져봐야 한다. 샴푸, 린스, 헤어 트리트먼트, 바디 클렌저, 바디 스크럽, 버블배스, 배스붐, 바디 오일, 바디 로션 등 바디 관련 제품들이 대표적이다.

로맨틱한 거품 목욕의 실상

할리우드 영화에 종종 나오듯, 그림처럼 아름다운 욕조에서 풍성한 거품 속에 몸을 담그는 '거품 목욕'은 어린 시절의 로망 중 하나였다. 하지만 솜처럼 구름처럼 풍성한 거품을 내기 위해서는 다량의 계면활성제가 필요하다. 바디 용품 중 거품이 많은 편인 샴푸 같은 경우도 전체 양의 30~40%가 계면활성제라고 한다. 자세한 비율은 회사들이 영업상 기밀로 감추고 있으나 욕조를 물 반, 거품 반으로 만드는 버블배스의 경우는 40~50% 이상 배합되어야 한다.

이렇게 세제를 만들 때보다 훨씬 많은 양의 계면활성제를 넣고, 거기에 향기로운 인공 향까지 추가한다. 바디 제품에서 향은 무엇보다 중요한 선택 요인이므로, 뚜껑을 열지 않고도 어떤 향인지 알 수 있을 정도로 많은 양을 넣게 되는 것이다(계면활성제와 인공 향에 대해서는 뒤에 상세히 다루겠다).

따뜻한 물에 푼 거품 속에 짧게는 10분, 길게는 30~40분 동안 몸을 담그면 피부의 모공이 열리고 계면활성제와 같은 여러 유해 성분들을 아주 잘 흡수할 수 있는 상태가 된다. 이는 향기로운 빨래 세제에 몸을 담그고 있는 것이나 다름없는 것이다.

바디 제품들은 좀 더 독하다

화장품 회사들은 클렌징 제품을 만들 때 피부에 잠시 머물고 바로 씻겨 나간다는 예상하에 원료를 배합한다. 그래서 기초 제품군을 만들 때보다는 방부제나 계면활성제 등의 배합 한도가 여유로운 편이다.

여러분은 화장품이 변질된 것은 본 적이 있어도 샴푸나 린스, 바디 클렌저가 상한 것은 거의 본 적이 없을 것이다. 왜냐하면 바디 용품은 습기도 많고 미생물과 박테리아가 번식하기 쉬운 욕실에 있어야 하는 특성상 많은 양의 방부제와 보존제를 함유하기 때문이다.

대부분의 사람들은 바디 제품들을 고를 때 어떤 성분으로 만들어졌는가보다는 향이나 내용물의 색상, 용기 디자인에 중점을 둔다. 어떤 샴푸의 특정한 향 때문에 몇 년째 쓰고 있다든가, 알록달록하고 앙증맞은 입욕제를 보고 색깔과 향별로 충동구매한다든가 하는 식으로 말이다. 목욕이 단순히 '씻는 행위'를 벗어나 고급 문화생활의 하나로 정착되어가고 있는 데 따른 것이다.

바디 제품들은 얼굴용에 비해서 가격이 낮게 책정되므로 단가상 천연향료나 천연색소를 쓸 수가 없다. 그래서 대부분의 바디 용품은 다

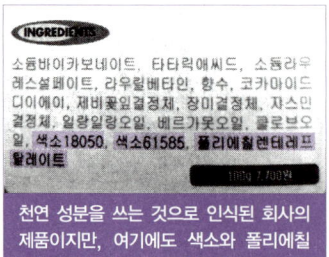
천연 성분을 쓰는 것으로 인식된 회사의 제품이지만, 여기에도 색소와 폴리에칠렌테레프탈레이트가 들어가 있다.

량의 계면활성제, 다량의 방부제, 보존제, 인공향, 인공색소의 총집합체이다. 피부를 위한 목욕인데 피부 건강은 제쳐두고 로맨틱함이나 향의 즐거움을 추구하는 건 주객이 전도된 일이 아닐까.

옛날 어르신들이 세숫비누 하나로 머리도 감고 세수도 하고 목욕도 하던 시절은 지금의 눈으로는 없어 보일 수 있지만, 피부와 건강을 생각하면 최선의 방법이었다. 다만 현재의 세숫비누(프리미엄 비누 포함)도 계면활성제와 인공향, 인공색소에서 자유롭지 못하긴 매한가지다.

우리가 화장품은 제대로 만들어 쓸 수 없지만 바디 제품을 대신할 천연 비누만큼은 직접 만들어 쓸 수 있다. 잘 만든 천연 비누는 린스도 필요 없는 좋은 샴푸가 될 수 있다. 이 비누 한 장이면 세숫비누로도 사용할 수 있고, 바디 로션이 필요 없을 정도로 보습 성분이 풍부한 바디용 비누로도 사용 가능하다. 이에 대해선 5장에서 상세히 다루겠다.

홈 필링 제품에 들어가는 성분들

우리는 한번 태어나면 이변이 없는 한 80세 정도 살지만, 피부 세포는 보통 28일을 주기로 죽고 새로 태어나기를 반복한다. 새로 태어난 피부 세포는 둥글둥글하고 포동포동하며 수분을 풍부하게 머금고 있다.

그리고 시간이 지나면서 피부 외층으로 이동하고 약간 평평해졌다가 결국 각질로 변해 자연스럽게 떨어져 나간다. 이는 살아 숨 쉬는 기관인 피부의 정상적인 재생 사이클이다.

그런데 나이가 들거나 건조한 환경, 자외선, 스트레스 등 주변 환경이 좋지 않으면 피부의 재생 속도가 서서히 느려진다. 자연히 탈락돼야 할 피부 각질들도 처리되지 않은 채 쌓이게 된다. 이럴 때 여러분은 흔히 집에서 필링 제품으로 각질 제거를 할 것이다.

필링(박피)은 스크럽(알갱이) 타입으로 마사지하고 씻어내는 간단한 종류부터 피부과에서 본격적인 시술을 받는 것까지 상당히 넓은 스펙트럼을 가지고 있다. 묵은 각질을 제거하고 피부의 재생 주기를 회복하고자 하는 것이 목적이지만, 모자람보다 과함이 치명적일 수 있다는 점에 주의해야 한다.

먼저 제품을 이용하는 홈 필링은 병원에서 하는 본격적인 필링보다 피부 자극이나 부작용, 손상의 가능성이 낮다는 장점이 있다. 다만 산(酸)을 이용한 제품이 대부분이므로 쓰는 방법, 농도, 횟수 등에 유의해야 한다.

필링 제품에 쓰이는 대표적인 성분은 AHA(알파하이드록시산), BHA(베타하이드록시산), PHA(폴리하이드록시산) 등이다.

AHA에는 사탕수수(글리콜릭), 상한 우유(락틱), 감귤류 열매(시트릭), 사과(말릭), 포도(탁트릭), 그리고 쌀(피틱) 등이 있다. 아마 여러분에게는 글리콜릭산이 가장 익숙할 것이다. 글리콜릭산은 분자 구조가 매우 작아서 피부에 반응이 빠른데, 레티놀 제품과는 병행 사용할 수 없다.

살리시릭산이라고도 불리는 BHA는 피부에 투명감을 준다. 항염효과가 있어서 여드름 피부나 울긋불긋한 피부를 가진 사람들에게 매우 유용하게 사용될 수 있다. 또 살리시릭산은 글리콜릭산과 비교할 때 자극이 덜하다는 점과 지질을 녹인다는 장점이 있다. 따라서 지용성인 블랙헤드에 침투해 모공을 청소하고 각질을 제거하는 데 효과적이다.

산은 효과가 뛰어나지만 자극감이 큰 것이 문제였다. 그래서 연구자들이 개발한 결실이 PHA이다. 문제는 다른 산에 비해 부드러운 반면 (극도로 예민한 피부에 좋다) AHA나 BHA에 비해 효능과 속도 면에서 뒤떨어진다는 점이다.

홈 필링 제품 중 대다수는 AHA 성분으로 만들어지는데, 효과를 보려면 활성 성분의 농도가 매우 중요하다. 농도가 높다고 좋은 효과를 내는 것은 아니다. AHA 크림은 보통 4~10% 사이의 농도로 제조되는데, 피부 느낌은 '으악 따가워'가 아니라 '오~ 압박이 좀 있는데' 정도의 수준이다.

시중에는 AHA 성분으로만 이뤄진 제품이 수백 가지에 이른다. 그런데 좀 이상한 점은, 배합 한도는 10% 미만으로 규제하면서 제품 자체에 표기하지는 않는 것을 원칙으로 삼았다는 점이다. FDA가 왜 이런 룰을 정했는지 정확한 이유는 알 수 없는데, 우리나라도 미국과 마찬가지로 농도가 표기된 제품은 없다. 필링 제품의 선택에서 가장 중요한 농도를 공개하고 있지 않으므로, 순한지 강한지 판매자에게 물어볼 수밖에 없다는 점에서 더욱 신중한 선택을 요한다.

제대로 해야 효과 보는
홈 필링

홈 필링 키트는 피부 관리실 및 피부과 병원에 사용하는 제품의 산도를 낮춰 일반에게 판매하는 것이다. 보통 '준비 ⋯▶ 필링제 도포 ⋯▶ 중화 ⋯▶ 세안 후 보습'의 단계로 진행되는데, 전문가용을 대중적으로 개량해 판매하는 것이니만큼 사용에 주의가 필요하다. 필링 단계에서는 각질의 두께와 약품을 바르는 붓의 세기, 횟수, 도포 후 걸리는 시간, 평소 피부 톤을 고려해서 진행해야 하기 때문이다. 산도가 약하다 해도 자칫 오래 방치하면 과다하게 작용하여 문제가 될 수 있다.

물리적인 필링 방법으로는 천연 살구씨나 호두씨를 갈아 만든 것, 셀룰로오스, 산화알루미늄, 산화마그네슘 등이 사용된다. 스크럽의 형태와 입자의 크기, 어떤 세기로 마사지하느냐에 따라 효과의 차이를 볼 수 있다. 하지만 절대 피부에 상처가 날 정도로 세게 문지르면 안 된다. 홈 필링은 부드러운 피부 자극으로 피부 재생 주기를 회복시키는 것이 목적이므로 피부를 무리하게 벗겨내는 것은 반드시 전문가의 손에 맡겨야 한다.

과다 각질로 피부가 칙칙해졌다고 느껴지면 과하지 않게 부드러운 필링을 하자. 기본적으로 산이 들어가 있는 제품이므로 사용 전에 반드시 팔 안쪽에 먼저 테스트를 해야 한다. 또 화장품 회사의 말처럼 지성은 일주일에 2~3회, 건성은 1~2회 하는 식으로 지속적으로 해야 하는 프로그램이 아니라는 점도 명심해야 한다.

피부과 필링은 신중하게 고려하라

피부과에서 하는 필링은 레이저를 이용한 레이저 박피, TCA나 AHA의 고농도(30~70%) 화학적 박피, 그라인더를 이용한 기계 박피로 나눌 수 있다. 많이 들어봤을 다이아몬드 필링이나 크리스털 필링은 기계 박피에 속하고 근래 유행한 해초 박피는 화학적 박피에 속한다.

또 피부를 깎아내는 깊이에 따라 얕은 필링, 중간 필링, 깊은 필링으로 나뉘는데, 얕은 필링에는 크리스털 필링, 스케일링, 아미노 필링, 하이브리드 필링, 다이아몬드 필링, 런치 필링 등이 있다. 중간 필링에는 레이저 필링, 해초 필링, 화학적 필링 등이 해당된다. 깊은 필링에는 페놀 필링, 도트 필링 등이 있다.

피부과에서 하는 필링만큼 드라마틱한 효과를 주는 것은 없다. 필링을 한 직후는 대부분 "와~ 내 피부 봐! 아기처럼 변했어!"라고 탄성을 지르게 된다. 그러나 3~4개월 지나면 피부가 얇아지고 지나치게 예민해져서 이전보다 악화되는 경우도 많다. 왜 그럴까?

필링 시에 깎아내는 피부 표피는 아직은 성숙하지 못한 세포를 보호하고 이를 위해 보습 방벽을 형성하는 역할도 한다. 그러나 무리한 필링으로 최고 바깥쪽에 존재해야 할 성숙한 피부 세포를 제거함으로써, 아직은 미성숙한 세포를 외부 환경에 노출시키는 것이다. 미성숙 세포는 포동포동하고 수분도 많이 머금고 있기에 당연히 피부가 훨씬 더 환하고 탱탱해 보인다. 하지만 안타깝게도 미성숙 세포는 외부의 환경을 버틸 힘이 모자라므로, 더 빨리 지치고 건조해져 정상 세포에 비해 쉽게 노화된다.

그러므로 필링 후엔 이 미성숙한 세포를 돌보는 이른바 사후 관리에 각별한 신경을 써야 한다. 하지만 미숙아로 세상에 나왔으니 돌보는 것이 여간 까다로울 수밖에 없다. 기온 변화, 자외선, 습도 변화에서 미성숙 세포를 보호하는 일은 웬만한 노력으로는 불가능하다.

필링은 28일이 지난 뒤에도 떨어져 나가지 않은 죽은 각질만 없애야 한다. 주름이 더 깊어 보이고 피부가 칙칙해 보일 때 필링을 잘 이용하면 각질 제거 및 피부 재생 주기의 리듬도 찾아줄 수 있다. 그런데 왜 피부 관리실에선 피부 보호막까지 제거하는 강한 제품을 권하는 것일까? 왜냐하면 우리들이 돈을 내고 관리까지 받을 때는 상당히 드라마틱한 변화를 원한다는 것을 너무 잘 알기 때문이다.

심지어 어떤 곳에서는 2주 단위로 박피를 해서 피부 사이클을 빠르게 하면 새로운 세포가 더 빨리 자라난다고 주장하기도 하지만, 원래 주기인 28일을 14일로 줄인다는 것은 올림픽 금메달 따려고 스테로이드 주사를 맞는 것과 다를 바가 없다. 피부는 스스로 태어나 스스로 사라지게 해야 한다. 제품이나 시술은 언제나 보조 역할일 뿐이다.

Cosmetics Counseling

필링을 할 때엔 전문가와 상담해 피부 상태를 정확히 판단해야 한다. 진정 과각질화 상태인지, 아니면 그저 변하고 싶은 욕망인지 냉정히 판단하자. 미성숙한 세포를 억지로 드러내서 아주 잠깐의 피부 미인을 꿈꾸는 어리석은 사람은 되지 말자.

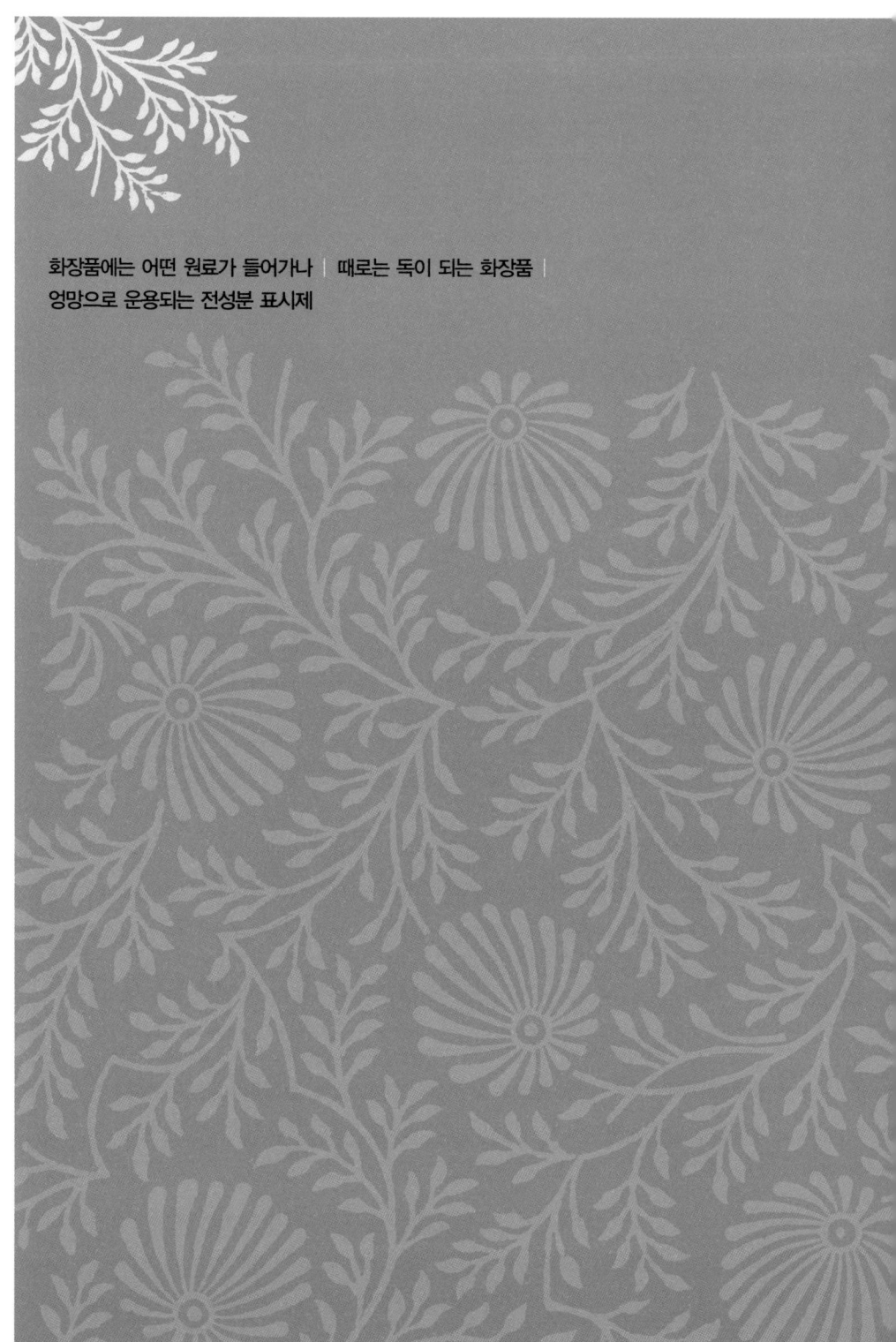

화장품에는 어떤 원료가 들어가나 | 때로는 독이 되는 화장품 |
엉망으로 운용되는 전성분 표시제

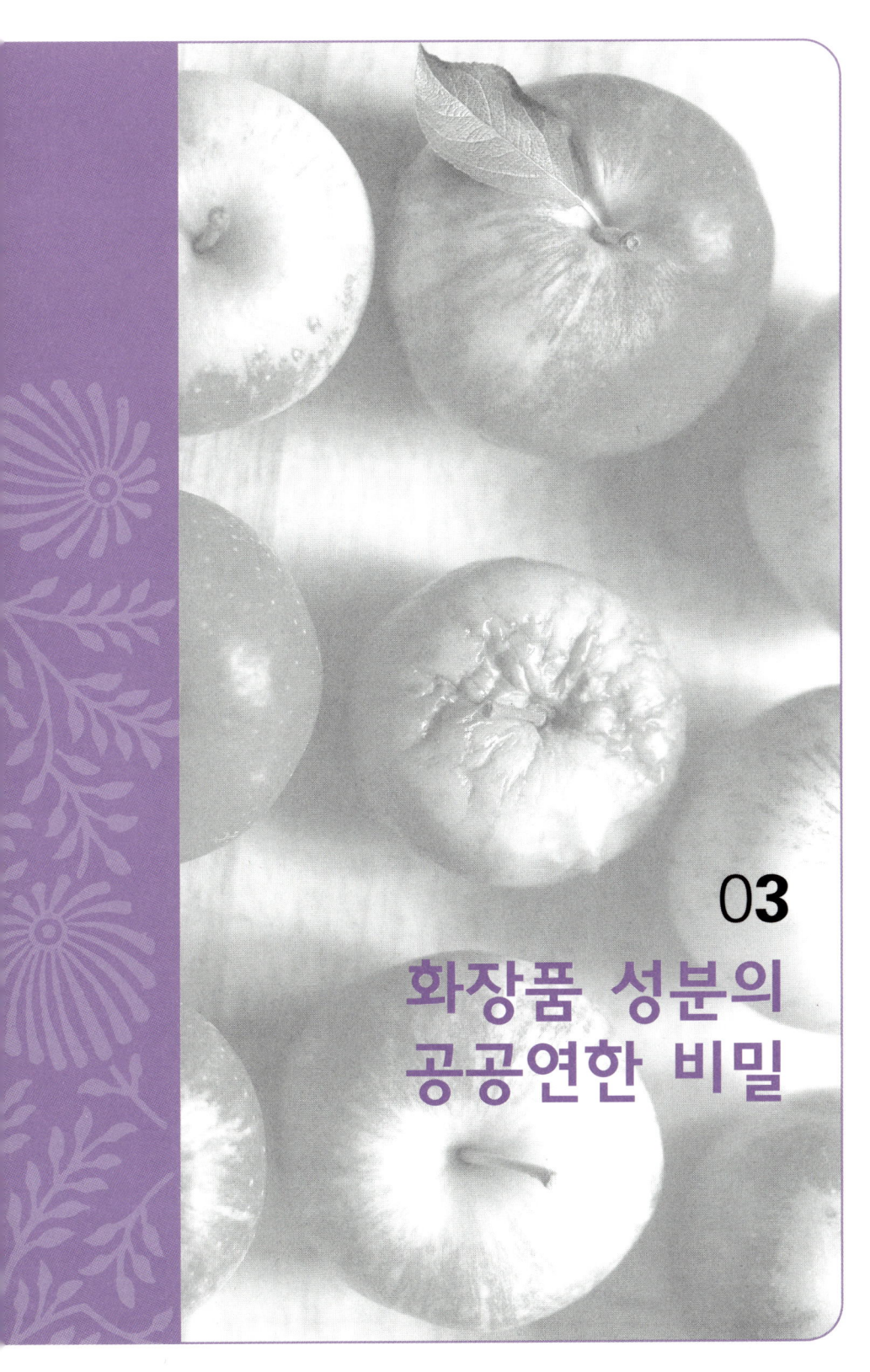

03
화장품 성분의 공공연한 비밀

화장품에는 어떤 원료가 들어가나

여러분이 365일 쓰는 화장품에는 도대체 뭐가 들어 있는 것일까? 항상 광고에선 각종 추출물과 효능 성분만을 부각하기에 대부분 그 성분이 들어 있을 것 같지만, 우리에게 노출 빈도수가 높은 성분은 1%도 안 들어간 것이 대부분이다.

물론 많이 들어 있다 해서 피부에 무조건 좋은 것도 아니지만, 어떻게 만들어지는지 그 기본을 안다면 화장품 선택이 훨씬 쉬워질 것이다. 조금 어려운 내용일 수 있지만 성분명에 익숙해지는 정도의 차원에서라도 찬찬히 읽어보자.

기초 화장품류의 9대 원료

① 물

화장품의 70% 이상을 차지하는 것으로 보통 정제수로 표기된다. 과거에는 단순히 화장품을 만들기 위한 베이스에 지나지 않았으나 최근에는 기능적인 화장품 원료로 부각되고 있다. 그 대표적인 것이 빙하수, 녹차수 등인데 물의 중요성이 강조되면서 나오긴 했으나 얼마나 새로운 효과를 부여하는지에 대해서는 아직 확실하게 말할 수 있는 상태가 아니다. 이것 역시 다양한 종류의 화장품을 만들어내고 특별함을 부여하기 위한 마케팅의 일부가 되어 화장품 가격의 상승 이유가 아니길 바랄 뿐이다.

② 유성 원료

피부의 수분 증발을 억제하며 사용 감촉을 향상시키는 기능으로 흡수력을 담당한다고 보면 된다. 대표 성분은 오일류(올리브 오일, 동백 오일 등), 왁스류(호호바 오일, 카나우바 왁스 등), 고급 지방산류(라우릭산, 스테아릭산 등), 고급 알코올류(세틸알코올, 이소스테아릴 알코올 등), 탄화수소류(스쿠알렌, 세레신 등), 에스테르류(이소프로필 미리스테이트, 디이소스테아릴말레이트 등), 실리콘류(디메치콘, 페닐 트리메치콘 등) 등이 있다.

③ 계면활성제

두 물질의 경계면에 흡착해 성질을 현저히 변화시키는 물질로 물과 기름이 잘 섞이게 하는 유화제, 소량의 기름을 물에 투명하게 녹이게 하는 가용화제, 고체 입자를 물에 균일하게 분산시키는 분산제, 습윤제, 기포제, 소포제, 세정제 등으로 사용된다.

계면활성제 덕분에 다양한 종류의 화장품이 나오게 되었지만, 최근 합성계면활성제의 위험성에 대한 문제가 계속적으로 보고되고 있으므로 주의할 필요가 있는 성분이다. 대표 성분으로는 폴리옥시에틸렌, 암모니아라우릴황산, 라우릴황산나트륨(피부 자극감 큼), 올레핀황산나트륨 C14-16(피부 자극감 큼) 등이 있다.

④ 보습제 · 폴리올

보습제는 건조하고 각질이 일어나는 피부를 진정시키고 유해 환경에 대한 노출로 거칠어진 피부 표면을 부드럽고 매끄럽게 만들어주는, 흡습성이 높은 수용성 물질을 말한다. 대표 성분으로는 글리세린, 프로필렌글라이콜, 부틸렌글라이콜, 폴리에틸렌글라이콜, 솔비톨, 히알론산나트륨 등이 있다.

⑤ 폴리머

점도를 유지하거나 제품의 안정성을 유지하기 위하여 쓰는 것으로 보습제, 계면활성제로서 일부 이용되기도 한다. 대표 성분으로는 구아검, 크산탄검, 젤라틴, 메틸셀룰로오스, 알긴산염, 폴리비닐알코올, 에틸렌옥사이드, 벤트나이트 등이 있다.

⑥ 색소

화장품에 배합해서 채색하기도 하고 피복력을 갖게 하기도 하고 자외선을 방어하기도 한다. 파운데이션이나 아이섀도처럼 주로 메이크업 제품에 착색을 위해 배합하지만, 그 외 기초 화장품류에도 사용된다. 색소 역시 발암성과 접촉성 피부염 등 인체 유해 요소로 논란이 많은데, 대표 성분은 타르색소, 천연색소, 무기안료 등이 있다.

⑦ 방부제

화장품은 개봉 후 공기 접촉 등으로 미생물이 생길 수 있고 오염에 의한 변질이 일어날 수 있다. 그래서 첨가하는 것이 방부제인데, 국내에서 사용 가능한 방부제는 69종으로 배합 한도가 지정되어 있다. 그러나 전 세계적으로 방부제가 인체에 미치는 부정적 영향에 대한 논의가 이뤄지고 있고, 천연방부제 연구 역시 활발히 진행되고 있다.

방부제는 태풍의 핵이라 할 정도로 안전성 논란의 중심에 있는 성분인 만큼 뒤에서 자세히 다루겠다. 대표 성분으로는 파라벤, 이미다졸리디닐 우레아, 페녹시에탄올, 페노닙 등이 있다.

⑧ 향료

불쾌한 냄새가 나는 화장품을 기꺼이 살 소비자는 없을 것이다. 그래서 원료 특유의 향을 감추거나 호감 가는 향을 내기 위해 향료를 사용하는 것이다. 알레르기 때문에 무향 제품을 찾는 소비자가 있는데, 무향료와 무향 제품의 차이를 분명히 알 필요가 있다. 무향료는 말 그대로 향료를 사용하지 않은 것이고(원재료 고유의 향이 날 수는 있다), 무향 제품은 원재료의 향을 없애기 위해 다른 향을 사용했을 수도 있다는 뜻이다.

향료가 어떤 성분들의 조합인지, 얼마만큼 배합되는지 등에 대해서는 기업 노하우라는 이유로 많은 부분 베일에 싸여 있다.

⑨ 효능 원료

화장품 회사에서 가장 많은 광고를 하지만 실제 효능 원료는 극소량 들어간다. 물론 많은 양이 들어가면 의약품이 되겠지만, 넣었다고 자랑하기에도 쑥스러울 정도의 양이나 효과를 기대하기엔 턱없이 부족한 양을 넣고서 광고를 해대니 화가 날 지경이다.

기초 화장품은 크게 보면 대부분 이러한 9가지 성분으로 구성돼 있다. 이중 우리가 가장 눈여겨보고 주의해야 할 것은 계면활성제, 색소, 방부제다.

클렌징 오일과 주방 세제는
생김새만 조금 다른 쌍둥이

2004년 적십자가 미국의 병원에서 태어난 신생아들을 무작위로 선정, 제대혈에 포함된 오염 물질을 측정한 적이 있다. 조사 결과 암을 유발하는 물질 180가지, 두뇌와 신경계에 유해한 물질 217가지, 동물 실험에서 선천성 장애와 성장 장애를 야기한 물질 208가지가 발견되었다.

이제 막 태어난 아이에게 어떻게 이런 유해 물질이 있겠는가? 물론 어머니의 몸에서 유산(?)으로 물려받은 것이었고, 이 중에는 화장품이나 미용 제품에 사용되는 물질도 당연히 포함되어 있었다.

피부에 바르고 물로 씻어내는 것이 어떻게 체내에 잔류한다는 것일까. 그것을 가능하게 하는 것이 바로 합성계면활성제이다.

일본의 미용전문가 오자와 다카하루는 주방 세제와 클렌징 오일은 별반 차이가 없다고 말한다. 사실 클렌징 제품과 세제 모두 합성계면활성제가 주원료이고, 함유량에 차이만 있을 뿐 전성분이 거의 비슷하다.

계면활성제란 쉽게 말해 물과 기름을 섞어주는 물질이라고 생각하면 된다. 물과 기름이 섞이지 않는다는 것은 초등학생도 다 안다. 그러나 그걸 가능케 하는 계면활성제의 등장으로 세계는 일약 변화의 기로에 서게 되었다.

계면활성제도 당연히 초창기에는 천연성분으로 개발돼 고가였지만, 2차 세계대전 중에 독일이 석유에서 추출한 합성계면활성제를 개발해내면서, 이 값싼 원료는 조금만 써도 강력한 세정력이 있는 세탁용 세제로 불티나게 팔리게 되었다. 이에 따라 세제 회사는 막대한 이윤을 남겼는데, 미국이 이 합성계면활성제를 이용한 영양 크림과 로션을 만들기 시작하면서 화장품계에서도 없어서는 안 될 중요 원료로 자리매김하게 되었다. 즉 이때부터 우리의 피부는 석유계 화학물에게 점령당하기 시작한 것이다.

당연히 값싼 원료를 이용해 막대한 부를 축적한 세제 회사들은 화장품 회사의 전신이 된다.

합성계면활성제는 알라딘의 마술램프

처음 합성계면활성제가 등장했을 때 세계 화장품계는 알라딘의 마술램프를 얻은 양 축제의 분위기였으리라.

합성계면활성제는 세안제에 넣으면 거품이 잘 생겨 세정력을 높이고, 크림에 넣으면 굳기를 조절하고 성분을 잘 섞어 발림성을 높인다. 게다가 끈적임이 없어 사용감도 좋고, 싸게, 대량으로 무슨 제품에든 넣어 다양하게 생산할 수 있다. 요즘은 화장품의 효능 성분을 진피까지 침투시키는 역할까지 맡고 있으니, 어쩌면 우리에게도 알라딘의 마술램프나 다름없는 존재일지도 모르겠다.

천연계면활성제는 유화력이 강하지 않기 때문에 얼굴에 사용하더라도 피부의 보호막(피지)이 파괴되지는 않는다. 그러나 합성계면활성제는 피지도 유화시킬 정도로 강해 보호막 기능에 손상을 준다. 보호막이 파괴되면 외부의 작은 자극에도 쉽게 반응하게 되어 트러블의 원인이 되고, 수분 증발로 인해 피부가 건조해진다.

또 피부에 필요한 상재균 대신 악성균을 번식시키고, 이는 여드름과 아토피성 피부염을 일으키는 원인이 된다. 즉 피부에는 피지가 어느 정도 있어야 수분 증발을 막기도 하고 외부 균으로부터 보호도 할 수 있는데, 이것은 피지를 깡그리 없앰으로써 피부 본연의 기능을 파괴하는 것이다.

2003년 일본 정부는 발모제인 '리업'을 사용하던 소비자 3명이 심부전으로 사망했으며, 원인은 발모제 부작용으로 의심된다고 발표했다. 보도가 나가자 '만약 발모제를 샴푸와 함께 쓰지 않았다면 사망에 이르지 않았을 것'이라는 반론이 대두되었다. 샴푸에 들어 있는 과도한 계면활성제가 발모제의 성분을 피부 깊숙이 침투시켜 심각한 부작용에 이르게 했다는 주장이었다.

과거에는 화장품이 잘 스며들고 촉촉하면 그만이었지만 요즘엔 효능 성분을 피부 깊숙이 침투시켜 가시적인 효과를 보여야만 좋은 화장품으로 인정하는 추세다. 그래서 화장품 회사는 합성계면활성제를 더 작은 분자량으로 만들기 시작했다. 대표적인 것이 프로필렌글리콜, 부틸렌글리콜, 라우릴황산나트륨이다.

"좋은 성분이 진피까지 파고든다면 더 좋은 거잖아요? 미백 화장품 아무리 써도 표가 안 나던데, 얼른 사게 그 제품 이름 좀 알려주세요!" 이렇게 요구하는 소비자가 혹시 있지 않을까?

얼핏 기능만을 이야기한다면 틀린 말은 아니다. 그런데 여기엔 중요한 맹점이 있다. 우리가 쓰는 화장품 속에는 기능을 담당하는 효능 원료뿐만 아니라 제품의 품질을 유지하기 위한 방부제, 향료, 산화방지제 등이 함께 들어 있다. 특히 방부제는 피부 자극의 위험이 있어 표시의무가 있고 사용량을 제한할 정도로 조심하는 원료인데 그런 것이 진피층까지 함께 도달한다면?

라우릴황산나트륨은 피부 알레르기 유발 및 점막, 눈의 자극과 발암성을 지적받고 있으며, 트리에탄올아민 역시 발암성, 피부 및 점막 자극을 유발한다는 보고가 있어 그 자체로도 안전성을 의심받고 있는 상황이다. 이런 성분이 같이 들어 있는 걸 생각하면 진피층까지 효능 성분이 침투된다고 해서 단순하게 좋아할 일만은 아닐 것이다.

합성계면활성제가 인체에 해로운가에 대해서는 사용량 문제와 일부 동물 실험으로 얻은 결과라는 점에서 확실히 단정 지을 수는 없다. 그러나 사용한 지 100년도 되지 않았는데 지속적으로 발암성 논란에 휩싸이고 피부 자극에 관한 보고가 있다면 불안 요소가 충분하다는 정도로는 해석할 수 있을 것이다. 그렇기에 우리는 안전성이 확인된 것, 배합량이 최소화된 제품을 선택할 수밖에 없다. 그러나 배합량은 전성분에도 표기되지 않으므로 의심이 가는 성분이 포함된 제품은 일단 구매하지 않는 것이 바람직하다.

많은 대형 화장품 회사들은 합성계면활성제의 심각성을 누구보다 잘 알고 있으며, 이를 대체할 천연계면활성제도 연구해왔다. 어쩌면 그들은 진즉부터 개발해놓고도 실용화를 늦추고 있는 것인지도 모른다.

이런 의심이 드는 이유는 이미 중소기업에서 천연계면활성제를 사용한 제품을 만들어 판매하고 있기 때문이다. 수십 년의 기술력을 보유한 대형 화장품 회사들이 천연계면활성제 개발을 못했다는 것은 누가 봐도 이해되지 않는 부분이다.

그런데도 합성계면활성제를 여전히 사용하고 있는 까닭은 무엇일까. 아마도 값싸고 대량 생산 가능한 합성계면활성제가 주는 꿀 같은 이윤을 놓치기 싫어서가 아닐까.

화장품 겉 포장에 라우릴황산나트륨, 트리에탄올아민이 적혀 있다면 절대로 사지 말라. 계면활성제와 방부제가 둘 다 많다면 위험이 배가될 뿐이다.

파란 스킨 줄까, 분홍 스킨 줄까

'귤' 하면 우리는 먼저 선명한 주황색, 오렌지색을 떠올릴 것이다. 그런데 귤 종류 중에는 다 익어도 노란색인 것이 있다고 한다. 하지만 이 상태로 시장에 내놓으면 소비자들이 "이 귤은 뭐야? 햇빛을 덜 받았나? 되게 맛없게 생겼네" 하면서 사지 않기 때문에, 약품 처리를 해서 일부러 오렌지색으로 만든 귤을 팔아 사회적 문제가 된 적이 있었다.

소비자들은 확실히 색상과 향에 민감하며 또 은근히 보수적이다. 취향을 탓할 생각은 없지만, 기초 화장품에 쓰이는 색소와 향에 대해서는 다 같이 생각해볼 필요가 있다.

먼저 색조 문제부터 짚어보자. 색조 화장품이야 아름다운 컬러를 구현하기 위한 것이니 색소 첨가가 당연한 선택이라지만, 너무나 많은 기초 화장품에 단지 '예쁜 색을 내기 위해' 착색료가 들어가고 있다. 지금 잠시 책을 덮고 여러분의 기초 화장품에 적힌 전성분을 확인해보라. 청색 ○호, 적색 ○호라고 적혀 있다면 기초 화장품에 하등 필요 없는 타르색소가 들어가 있는 것이다.

여름 시즌이면 보기만 해도 시원한 파란색 기초 화장품들이 줄줄이 출시된다. 사계절용 수분 크림도 대부분 바닷물을 연상케 하는 파란색이다. 한 브랜드의 마케터에게 이유를 물으니 이런 대답을 했다. "여름용 반짝 상품이지만, 실제로 시장에 내놓으면 다른 제품들에 비해 시선을 끄니까 잘 팔려요." 그리고 한마디 덧붙인다. "물론 색소를 피하는 분들도 있지만, 대부분의 소비자들은 이걸 원하니까요." 청소년을 겨냥한 화장품의 경우는 용기부터 내용물까지 핑크색이 대세다.

타르색소(유기합성색소)는 화장품용 색재色材 중 대표적인 성분으로, 석탄의 콜타르에서 추출한 벤젠, 톨루엔, 나프탈렌 등을 재료로 해서 만들어지는 착색료. 식품, 의약품, 화장품에 사용되나 모든 색소를 다 사용하는 것은 아니고, 안정성 검사 등으로 각 분야에 적합한 것을 국가별로 분류하고 있다.

그러나 1977년에 안면흑피증 환자가 화장품 회사를 상대로 집단 화장품 장해소송을 했는데, 적색 219호, 적색 225호 등에 의해 접촉 피부염이 다발한 것으로 증명되어 사회적으로 큰 충격을 주었다. 이후 발병이 색소 자체에 의한 것이 아니라 색소 첨가로 생긴 불순물 때문이라는 것이 밝혀져 새로운 정제법이 확립되었다.

이러한 정제 기술이 발달함에 따라 문제가 많이 축소되기는 했지만, 여전히 타르색소의 발암성과 접촉성 피부염, 안전성을 우려하는 연구 결과가 지속적으로 나오고 있다. 타르색소는 언제 터질지 모르는 시한폭탄과 같은 존재인 것이다.

엄연히 화학물질인 향료 또한 마찬가지다. 화장품에서 향의 역할은 원료 특유의 향이 사용하기가 거북할 정도일 때 이를 가려주는 정도로만 사용하면 된다. 그런데 사실 우리는 너무나 향에 집착한다. 비슷한 제품 두 개를 놓고 어떤 성분을 넣었는가를 따지기보다는 더 마음에 드는 향기가 나는 제품을 택하는 경향이 누구나 있을 것이다. 특유의 장미향으로 유명한 모사의 핸드크림은 학생들의 향수 대용으로 사용될 정도이다. 화장품 구입에서 '발랐을 때 상쾌한 기분'도 빼놓을 수 없는 고려사항 중 하나겠으나, 향이 알레르기 문제를 일으킨 사례들도 종종 있으므로 주의해야 한다.

그렇다면 무향 제품을 택하는 것이 대안일까? 흔히 자연주의 제품임을 내세우기 위해 '무향'이라는 문구를 쓰는데, 무향은 향이 나지 않는다는 뜻이지 향료를 넣지 않았다는 의미가 아니다. 그런데 화장품 회사에서도 무향과 무향료의 차이를 제대로 인지하지 못하고 잘못 광고하는 경우가 허다하다. 즉 무향 제품은 원료 특유의 향을 없애기 위한 향료를 사용했을 수도 있는 것이다.

향 알레르기가 있다면 무향 제품이 아닌 '무향료 제품'을 사용해야 하며 무향료 제품은 시중에서 찾기가 힘든 것이 사실이다. 그렇기에 무향 제품이 피부친화적 제품이라는 것 역시 잘못된 해석에서 나온 말이다.

화장품은 피부를 위한 것이지 내 눈과 코를

무향료 제품의 전성분 표기.

즐겁게 하기 위한 것이 아니다. 아름다운 색을 뽐내고 향긋한 향을 내며 화려한 케이스에 담긴 화장품은 내 피부의 안녕과는 전혀 상관이 없다. 색소와 향이라는 화학첨가물 때문에 오히려 피부 상태가 나빠질 수 있고, 소비자들이 내용물보다 화려한 케이스와 외관만을 따지게 된다면 화장품 회사 또한 제품 개발 대신 용기나 포장 디자인에만 주력하게 된다. 물론 내용물이 아니라 포장에 들어간 그 비용은 고스란히 화장품 가격에 반영될 것이고 말이다.

 필자들은 진정 피부를 위해 제대로 개발된 화장품을 제값 주고 사서 쓰고 싶다. 여러분은 어떠한가? 자신이 고르는 화장품이 '아름다운 피부를 위한 화장품'인지, '아름다운 화장품'인지 진지하게 고민해볼 필요가 있다.

화장품에서의 방부제의 역할

영국 리딩대학 동물·미생물학부 세포·분자생물학과 필리파 D. 다버 박사팀은 최근 『응용독성학지誌The Journal of Applied Toxicology』최신호에 발표한 논문에서 "유방암 환자들의 체내 세포조직 내부를 관찰한 결과 파라벤 성분이 검출되었다"고 공개했다. 파라벤이 암을 유발하는지에 대한 입증은 아직 이뤄지지 않았지만, 20명의 유방암 환자들로부터 떼어낸 종양 조직 샘플에서 예외 없이 공통적으로 파라벤 성분이 검출되었다는 것은 충격이 아닐 수 없다.

식품이 그렇듯 화장품에도 세균(미생물)의 번식을 억제하고 품질을 유지하기 위해 방부제를 사용한다. 화장품이 미생물에 오염되면 변색, 변향, 침전, 곰팡이 발생 등의 변질뿐 아니라 감염증의 위험까지 따른다.

미생물 오염은 크게 화장품을 만드는 과정, 즉 작업자의 상처 난 피부, 원료, 작업장의 불결한 환경에서 생기는 1차 오염과 화장품을 사용하는 소비자에 의한 이물질 혼입, 보관 환경 등에 의한 2차 오염으로 나뉜다. 그래서 화장품 회사는 이런 문제를 최소화하기 위해 제조 설비의 청결과 살균에 주의를 기울이고 제품의 변형을 막기 위해 방부제를 쓴다.

물론 이는 화장품의 기능적인 부분이 아니라 안전성의 문제로 어쩔 수 없이 써야 하는 것이기에, 식약청에서는 화장품에 사용 가능한 방부제 69종과 배합 한도를 지정해놓고 관리 감독하고 있다. 주로 사용되는 파라벤 계열의 예를 들자면 배합 한도는 단독으로 사용하였을 때 0.4%, 혼합 사용 시 0.8%를 초과할 수 없다고 못박아놓고 있다.

파라벤을
정당화하지 말라

파라벤은 '파라옥시안식향산에스텔' 이라고도 불리는 화학 방부제로, 메틸파라벤, 에틸파라벤, 프로필파라벤, 부틸파라벤이 있다. 부틸 〉 프로필 〉 에틸 〉 메틸 순으로 인체 독성이 강한데, 이것들은 화장품을 만들 때 약방의 감초처럼 당연히 넣어온 대표적인 방부제이다.

1990년대부터 많은 석학들이 파라벤류 독성에 대한 연구를 본격적으로 진행했다. 결국 1990년대 말 '남성 정자 수의 감소 등 여성화 촉진을 유발할 수 있음', 2007년 '파라벤이 세포 내에서 DNA를 공격, 암세포를 만들고 유전자 변이를 일으켜 세포를 사멸시킨다', 2008년 '파라벤이 여성 호르몬의 일종인 에스트로겐과 유사한 작용을 수행할 수 있으며 이는 유방암 유발 가능성이 있다'는 연구가 속속 발표되었다.

이렇듯 학계는 파라벤을 경계하고 계속 연구하며 사용 중지를 고려해야 한다고 주장하지만, 화장품협회 등은 "파라벤은 이미 안전성이 확실히 입증된 물질이며, 파라벤을 각종 화장품에 사용해도 안전하다는 것을 뒷받침하는 충분한 자료가 있다"며 학계의 주장을 일축하고 있다.

한편 파라벤은 최근 벌어진 중국산 멜라민 분유, 우유 사태로 해서 다시 한 번 주목받게 되었다. 알게 모르게 많은 회사가 쓰고 있는 중국산 파라벤에 불순물이 많아, 이를 사용한 제품의 안정성을 믿을 수 없다는 주장이 일각에서 제기되었던 것이다. 소비자에게는 조금 생소한 이야기겠으나 이 바람에 한동안 업계에는 중국산 화장품 첨가물 경계령이 일었다.

비근한 사례지만 2006년 국내 비타민음료에서 발암물질인 벤젠이 검출되어 사회적으로 문제가 되었던 적이 있다. 비타민음료에 들어 있던 비타민 C가 물에 녹으면서 역시 방부제로 함께 첨가했던 파라벤류와 만나 벤젠을 생성한 것이다.

식품뿐만 아니라 화장품 역시 이미 그 안에 들어가 있는 다른 유효

성분들이 많다. 방부제 역할을 하는 파라벤이 화장품에서도 유효 성분과 결합해 다른 불순물을 만들 수 있을 뿐 아니라 그 효과도 저해시킬 수 있다는 것은 더 이상 근거 없는 우려가 아니다.

파라벤을 안 쓸 수는 없나

파라벤 독성에 관한 연구 발표가 계속 나오자 파라벤이 들어 있는 제품을 기피하는 소비자가 늘었고, 화장품 회사는 이에 따라 '페녹시에탄올'이라는 대체 성분을 개발해 사용하게 된다. 그러나 페녹시에탄올 역시 자극성이 높은 물질로 밝혀지자 화장품 회사들은 두 가지 방향을 선택했다. 다시 파라벤을 사용하거나 클로페넨신과 같은 성분으로 파라벤을 대체한 것이다.

분명한 것은 화장품 회사가 공식적으로는 파라벤의 위험성을 완강하게 부인하지만, 내부적으로는 파라벤을 점차 줄이는 작업을 하고 있다는 것이다. 페녹시에탄올의 경우처럼 파라벤을 피하려고 선택한 신 물질은 결과적으로 늑대 피하려다 호랑이 굴에 들어간 격이 될 수도 있으므로 더욱 위험하다. 식품 회사가 종종 '방부제 없이 가공할 수 있느냐'고 항변하듯, 화장품 회사 또한 안전한 대체 성분이 있거든 제시하라고 말하고 싶을 것이다.

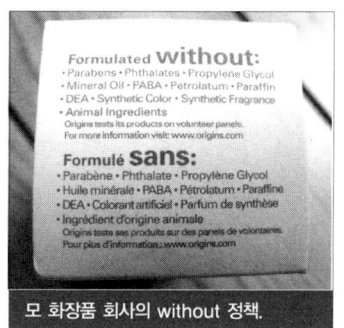

모 화장품 회사의 without 정책.

그러나 방법이 아주 없는 것은 아니다. 식물 속 항균 물질, 발효, 다가알코올 多價 Alcohol, 에센셜 오일 등 각종 천연·친환경적 방부 처리법이 속속 개발되고 있기 때문이다. 물론 신기술이니 임상을 거쳐야 한다는 불안 요소도 있을 것이고, 이윤도 일정 부분 포기해야 할 것이고, 기존 제품들보다 유통기한이 짧아지는 데에서 오는 관리상의 문제도 있을 것이다. 그러나 화장품 회사들이 진정 국민의 피부 건강을 생각한다면 실용화하지 않을 리 없는 기술이다. 몰라서 못하는 게 아니라 안 하니까 안 나오는 것이다.

파라벤의 가장 큰 문제는 체내에 축적된다는 점이고, 실제로 이로 인해 여러 가지 문제가 발생하고 있다. 그렇기에 깊은 피부 침투력을 광고하는 제품에 파라벤류 방부제가 첨가돼 있다면 절대 구매해선 안 된다. 파라벤류에 독성이 있는 것은 기정사실이므로 무조건 피하는 게 상책이다. 그래도 사용해야겠다면 함유량이 제일 적은 것을 택하라. 화장품 안 상하게 하자고 내 몸을 상하게 할 수는 없지 않은가.

Cosmetics Counseling

색조 화장품이 아닌 이상 향료와 색소는 필요악도 아니고 아예 '필요가 없는' 성분이다. 기초 화장품 제품의 전성분 표시에서 향료, 청색 ○호, 적색 ○호 등의 색소가 표기돼 있다면 아예 구매 품목에서 빼라. 합성계면활성제와 파라벤 함유 여부도 반드시 체크한 후 구매하라. 소비자의 각성이 식품 회사들을 바꾸었듯, 역시 소비자의 요구만이 화장품 회사들을 변화시킬 수 있다.

때로는 독이 되는 화장품

　　　　　　강한 산성인 아스피린과 비타민 C를 함께 섭취하면 위염과 위출혈이 발생할 수 있고, 우유와 시금치도 함께 먹으면 우유의 칼슘과 시금치의 옥살산이 결합하여 소화를 방해한다. 이처럼 함께 먹었을 때 각자의 기능을 저하시키거나 안 좋은 결과를 낳는 조합이 있는데, 점차 기능이 세분화되어가는 화장품 역시 함께 썼을 때 안 쓰느니만 못한 경우가 있다.

　화장품 회사들은 고객이 자사의 라인만 종류별로 갖춰서 애용해주기를 간절히 원한다. 필자는 어느 화장품 연구원이 자사 제품을 홍보하면서 "화장품 회사마다 고유하게 쓰는 기본 원료나 성분 차이가 있거든요? 다른 회사 제품과 섞어 쓰면 충돌이 일어나서 안 좋아요"라는 내용의 인터뷰를 한 것을 보고 쓴웃음을 지은 적이 있다.

여러분은 혹시 그동안 기초 라인만은 한 회사의, 그것도 동일 브랜드 제품으로 통일해야 한다는 강박관념을 안고 살지 않았는가? 물론 회사마다 독자적으로 보유한 기능성 성분이 있지만, 그것도 일부 대형 화장품 회사에서나 가능한 것들이고 요즘은 기술 및 정보 교류가 활발하기에 특별한 원료를 혼자 쓰는 회사는 거의 없다. 그렇기에 회사별로 성분 충돌이 일어날 확률 역시 미미하다.

다만 우리가 주의해야 할 것은, 서로 상이한 성분을 함께 사용했을 때는 충돌이 일어날 수 있다는 점이다.

함께 쓰면
안 좋은 성분 및 제품

첫째로 기능이 비슷해서 피부 자극을 줄 수 있는 종류가 있다.

먼저 AHA, BHA와 레티놀을 살펴보자. AHA, BHA는 둘 다 대표적인 각질 관리 성분인데, 안티에이징의 대표 성분인 레티놀의 기능 중에 묵은 각질을 제거하는 기능이 있기에 둘을 함께 쓰면 피부에 자극을 줄 수 있다.

레티놀과 비타민 C를 같이 쓰는 것도 문제가 된다. 레티놀은 비타민 A1의 화학명으로, 둘은 기능이 비슷하다기보다 각자의 자극이 강하기 때문에 함께 썼을 때 피부 자극감이 더욱 커진다. 비타민 C와 AHA,

BHA를 함께 쓰는 것 역시 마찬가지로 둘 다 강산이기 때문에 자극감이 더욱 커진다.

둘째로 기능이 달라서 효과를 볼 수 없는 경우가 있다. 모공 조절 제품, 여드름 제품을 안티에이징 제품(주름 제품)과 함께 쓰는 경우이다.

모공 조절과 여드름 제품은 보통 피지 조절이 목적이라 유분감이 적으나, 안티에이징 제품과 주름 제품의 경우 피부를 보호하는 역할을 하는 유분을 제공하기 위한 목적으로 유분기가 다분하다. 서로 목적하는 바가 다르기에 같이 쓸 경우 효과를 얻기 힘들다.

셋째로 서로의 기능을 방해하는 것이 있다.

콜라겐과 비타민 C의 경우, 콜라겐의 단백질 성분을 비타민 C가 응고시켜 피부 속으로 침투하지 못하게 하므로 같이 쓰면 콜라겐 제품이 무용지물이 된다. 퍼밍 제품(탄력 제품)과 보습 제품 역시 마찬가지 원리인데, 퍼밍 제품은 수분을 빨아들이는 성분을 주로 사용해서 피부에 탄력을 주는 것이기에, 보습 제품을 발라도 효과가 없다.

함께 쓰면 좋은 성분 및 제품

함께 써서 오히려 안 좋은 것들이 있다면 함께 써서 그 효과가 배가되는 것들도 있다. 첫째로 서로의 부족함을 채워주는 성분들의 경우다.

여드름 전용 화장품과 세라마이드의 경우, 보통 여드름 전용 화장품은 피부 건조를 유발할 수 있기에 세라마이드가 함유된 보습제를 함께 바르면 더욱 좋다. AHA, BHA 성분 역시 보습 제품을 함께 썼을 때 더욱 빛을 발한다. 각질 관리를 하고 나면 건조하고 피부 보호력이 떨어지게 되므로 보습 제품이 피부 회복을 도울 수 있다.

모공 관리 제품과 퍼밍 제품(탄력 제품)도 마찬가지다. 두 제품 모두 피부를 조여주는 역할을 하기 때문에 함께 쓰면 피부 탄력에 특히 좋다.

둘째로 기능이 배가되는 성분들이 있다. 먼저 비타민 C와 비타민 E(토코페롤)를 살펴보자. 비타민 C는 수용성이고 비타민 E는 지용성인데, 둘을 함께 사용하면 비타민 E가 비타민 C의 침투를 돕고 나서 본래 기능인 피부 재생과 탄력 기능을 하게 된다.

미백제에 사용되는 알부틴과 비타민 C 역시, 알부틴은 멜라닌 생성을 억제하는 반면 비타민 C는 이미 생긴 멜라닌의 색소를 환원하기에, 함께 쓰면 개선과 예방을 동시에 할 수 있다.

각각의 성분들은 고유한 특징들이 있어서 언제, 어떤 제품과 쓰느냐에 따라 그 효과도 달라지는데, 비타민 C의 경우 활성산소를 제거하는 기능을 하기에 낮에 쓰는 것이 더 좋으며, 레티놀은 빛과 열에 불안정하기에 밤에 쓰는 것이 좋다. 각질 관리 성분인 AHA도 햇빛에 노출되면 광과민 현상이 일어날 수 있으므로 밤에 사용하는 것이 더 좋으며, 또 미백 제품은 바른 뒤 피부 당김을 느낄 수 있으므로 보습제와 함께 쓰는 것이 효과적이다.

강한 자극을 줘서 빠른 효과를 보겠다는 생각은 피부에 위험천만한 결과를 가져올 수 있다. 모든 제품을 얼굴 전체에 발라야 하는 것은 아니므로, 혹시 함께 써서 좋은 성분은 아니지만 꼭 사용해야 할 때는 부위별로 바르는 것도 충돌을 피하는 하나의 방법이 될 수 있다.

성분을 제대로 파악하지 못했다고 해도 너무 걱정할 필요는 없다. 기본적으론 제품의 주 기능을 생각하고 반대되는 것만 함께 사용하지 않으면 된다. 실제로 기능성 제품은 함께 쓰는 것보다 하나씩 따로 쓰는 것이 더 효과적이다. 아무리 좋은 제품, 비싼 제품이라도 제대로 사용해야 그 가치를 발하지 않겠는가.

가장 피해야 할 성분 20가지라도 기억하자

국내에서 2008년 10월부터 시행된 화장품 전성분 표시제는 우리에게 성분을 보고 제품을 선택할 수 있는 권리를 주었다. 분명히 세상이 좋아진 일이지만 이는 우리에게 '화장품 전성분을 공부하라'는 뜻이나 다름없다.

과거에는 피부에 자극이 될 수 있는 성분을 '표시 지정 성분'이라고 해서 표기하도록 했는데, 이제는 전성분이 표시되므로 좋은 성분인지 나쁜 성분인지 구별하는 일이 소비자에게 떠넘겨진 셈이 되었다. 지식이 있는 소비자는 나쁜 성분을 피할 것이고, 지식이 없는 소비자는 묻지도, 따지지도 않고 기존의 구매 습관대로 선택할 것이다.

사실 화장품에 화학 성분을 첨가하여 만든 역사가 짧고 '법이 인정한 확실한 부작용'이 미미하기에, 어떤 성분들이 무조건 나쁘다고 확신할 수는 없다. 그러나 학계 및 소비자단체는 동물 실험과 여성의 몸에 화학 성분 잔존량이 늘어나는 사례들을 통해 우려의 메시지를 계속해서 보내고 있다.

화장품 회사는 말한다. "당신들이 문제 삼는 그 성분의 사용을 중지하고 다른 것으로 대체한다 해도 안전성을 확신할 수 없기는 마찬가지다. 지금껏 사용해서 별 문제가 없었다면 이미 안전한 성분이 아닌가?"라고. 그러나 실제로는 대체 성분의 단가가 지금 사용하는 것보다 높으므로 이윤이 줄어든다는 상업적 이유와 함께 좀 더 사용하다가 진짜 문제가 생기면 그때 대체해도 늦지 않다고 생각한다는 것이 더 문제가 아닐까?

예를 들어 '프탈레이트'는 향수, 헤어스프레이, 스킨, 크림, 매니큐어에 많이 사용되었던 성분이다. 이 성분은 남자 태아의 기형을 일으키는 내분비장애 물질이라는 끊임없는 논란이 오랜 기간 이어졌고, EU가 먼저 화장품 금지 성분으로 지정했다. 결국 우리나라도 2008년 2월 식약청 고지에 의해 화장품 배합 금지 성분으로 지정했다. 작년까지만 해도 우리가 들어보지도 못한 채 거의 매일 사용했던 성분이 자고 일어났더니 위험 물질이라서 금지 성분이 되었다니, 기가 막힌 일이 아닐 수 없다.

화장품을 스스로 만들어 쓰면 좋겠지만 그럴 시간도, 만든 것을 제대로 보존하는 것도 만만치 않은 일이다. '피할 수 없다면 즐겨라'가 아니라 '피할 수 있는 것은 최대한 피해라'가 화장품 사용 시 최대의 조언이다. 발암 성분이나 접촉성 피부염을 일으킬 가능성이 있는 성분 등 가장 위험한 몇 가지 성분 정도라도 눈과 귀에 익숙하게 해두었다가, 전성분 확인 및 제품 선택 기준으로 삼을 필요가 있다.

식약청 홈페이지에 가면 배합 금지 성분과 배합 한도가 정해진 성분을 확인할 수 있다. 그럴 시간조차 없다면 적어도 다음에 필자들이 언급하는 성분만이라도 피해서 구입하기 바란다. 인체 유해 성분으로 우려되는 화학 첨가물들은 훨씬 많지만 그중 하나도 들어 있지 않은 제품을 찾기란 불가능에 가까울 것이다. 그래서 위험성이 가장 높은 20가지만 선별했음을 밝혀둔다.

발암성이 의심되는 성분

① 아보벤젠 Avobenzone

자외선 차단제에 많이 사용된다. 부틸메톡시디벤조일메탄으로 불리기도 한다. 햇볕과 만나면 활성산소를 생성하고 이는 DNA를 손상시켜 암과 같은 질병을 유발한다. 배합 한도 5% 미만으로 구舊 표시 지정 성분이다.

② 이소프로필 알코올 Isopropyl Alcohol

헤어린스, 바디 스크럽, 핸드로션, 면도로션, 향수 등 여러 제품군에서 쉽게 볼 수 있다. 프로필 알코올, 프로페놀, 이소프로페놀, 러빙 알코올로 불리기도 한다. 이 물질을 섭취하거나 증기를 흡입하면 두통, 홍조, 어지러움, 정신쇠약, 메스꺼움, 구토, 혼수상태 등을 유발할 가능성이 있다. 특히 암환자의 면역력을 떨어뜨리므로 반드시 금해야 하는 성분이다.

③ 소디움 라우릴황산염 SLS, Sodium Lauryl Sulfate & 소디움 라우레스 황산염 SLES, Sodium Laureth Sulfate

계면활성제, 세정제로 사용되고 화장품, 치약, 헤어컨디셔너 그리고 약 90% 이상의 샴푸, 거품 세제의 주요 성분으로 광범위하게 사용된다. 모든 화장품에 들어가는 화학 성분 가운데 가장 위험한 요소이기도 하다. 눈 근처 피부에 바르는 정도로도 눈에 악영향을 주며, 피부를 통해 쉽게 침투해 심장, 간, 폐, 뇌에 5일 정도 머무르면서 혈액으로 발암물질을 보낸다. 상처 치료를 늦추고 모발 발육 장해, 백내장의 원인이 되며 특히 어린이의 눈에 상해를 줄 수 있다. 구 표시 지정 성분이다.

④ 트리에탄올아민 TEA, Triethanolamine

세정제의 원료인 스테아린산염의 성분으로 화장품에는 pH 조절용으로 사용되며, 클렌징 제품의 기본 성분이다. TEA는 안과 질환이나 모발, 피부 건조증을 포함한 알레르기 반응을 일으키며, 장기간에 걸쳐 체내에 흡수, 축적되면 독성 물질로 변할 수 있다. 구 표시 지정 성분이다.

⑤ 폴리에틸렌글리콜 PEG, Polyethylene glycol

화장수, 크림, 샴푸 등의 보습제, 계면활성제로 사용된다. 식물성이라 광고하지만 합성품이 대부분이고 발암물질이다. 알레르기를 일으킬 수 있고, 입으로 들어가면 간장, 신장 장해를 발생할 수 있어 현재 FDA에서 조사 중에 있는 성분이다. 구 표시 지정 성분이다.

⑥ 합성착색료 Synthetic Colors

법적으로는 허용되고 있지만 1992년부터 FDA가 주시하고 있는 성분이다. 황색 4호, 적색 219호, 황색 204호는 흑피병의 원인이고 적색 202호는 입술염의 원인이다. 이 외에도 상당수의 합성착색료가 발암성 위험이 있다.

⑦ 이소프로필 메틸페놀 Isopropyl Methyphenol

화장수, 유액, 선크림 제품에 사용하며 이소프로필 크레졸, o-시멘-5-올이라고도 한다. 환경호르몬이 의심되며 피부 점막 자극성이 강해서 부종, 여드름, 뾰루지, 두드러기 등 발진을 일으키며 알레르기 유발 위험이 있다. 피부로부터 흡수되어 중독사하는 경우도 있다.

⑧ 소르빈산 Sorbic acid

크림, 방부제에 사용된다. 아연산과 반응하면 발암 위험이 있으며, 피부와 점막을 자극하는 알레르기를 유발한다.

⑨ 호르몬류

에스트로겐, 난포호르몬, 에스트라지올, 에티닐에스트라지올로 불리는데 약리작용이 심해 의약품에 가깝다. 여자 아이가 에스트로겐이 함유된 립스틱을 사용했다가 질 출혈 및 성기, 유방이 과다 발육되었다는 보고가 있다.

⑩ 디부틸히드록시톨루엔 DHT, Dibutyl Hydroxy Toluene

전반적인 화장품에 산화방지제로 사용된다. 피부 장해, 과민성의 원인이 되며 탈모를 유발한다. 입으로 들어가면 혈청 콜레스테롤 상승 및 체중 감소의 원인이 된다. 유전자 이상을 일으킬 수 있으며, 피하지방에 쌓이기 쉽고 알레르기 유발 가능성이 있다. 구 표시 지정 성분이다.

환경호르몬이 의심되는 성분

체내에 들어가서 내분비물을 교란하거나 혹은 그러한 의심이 가는 화학물질을 말한다. 임신 중인 여성이 특히 조심해야 되는 성분들이다.

⑪ 파라벤 Paraben

방부제로 가장 많이 사용되며 '파라옥시 안식향산 에스테르'의 약어로 중복 사용되고 있다. 피부 흡수가 잘 되므로 화장품 사용 시 계속 지방 조직에 축적되는 내분비장애 물질이다. 접촉성 피부염 및 알레르기를 유발하며, 활성산소를 발생시켜 기미, 주름의 원인이 되기도 한다. 빠른 시일 내에 금지 성분이 될 가능성이 높고, 현재 업계에서는 무파라벤 제품을 서서히 출시하고 있는 추세다. 구 표시 지정 성분이다.

⑫ 트리클로산 Triclosan

탈취제, 항균 세정제로 사용한다. 제초제와 먼 친척으로 보면 되는데, 동물 실험에 의해 혈액, 간, 신장에 독성을 일으킨다고 보고되었다. 면역력을 약하게 만들고 수정 능력을 저하시키며 성호르몬을 교란하는 위험 성분이다.

⑬ 부틸 하이드록시 아니솔 BHA, Butyl Hydroxy Anisole

산화방지제로 사용한다. 마시면 보행 곤란, 소화기 출혈, 간 출혈을 일으킨다. 발암성 위험이 있으며, 유전자 이상, 알레르기를 일으킬 수 있다.

⑭ 옥시벤존 Oxy Benzone

'벤조페논-3'으로 불리기도 하며, 립스틱, 색조 제품, 선크림 제품에 주로 사용된다. 알레르기를 유발할 뿐 아니라, 순환기, 호흡기, 소화기 장애를 일으킬 수 있다. 배합 한도가 5% 미만이고 구 표시 지정 성분이다.

알레르기 유발이
의심되는 성분

⑮ 이미다졸리디닐 유레아 Imidazolidinyl Urea, 디아졸리디닐 유레아 Diazolidinyl Urea, 디엠디엠 히단토인 DMDM Hydantoin

여러 화학 방부제 가운데 파라벤 다음으로 널리 사용되는 것으로, 포름알데히드를 방출 Formaldehyde-Donors 한다. 포름알데히드는 호흡기나 피부를 자극하여 염증을 일으키거나 심장 맥박수를 증가시켜 심계항진증을 유발시킬 수 있다. 미국 피부과학회에 의하면 접촉성 피부염의 주요 원인이다.

⑯ 미네랄 오일 Mineral Oil, 鑛油

피부를 코팅하는 역할을 하는데, 이는 피부 호흡과 자연 보습인자인 영양, 수분 흡수를 차단하여 피부의 자가 면역성을 저하시킨다. 또한 피부의 독소 배출 능력을 방해하여 여드름과 피부 질환을 유발시키며, 정상적인 피부 기능과 세포 발육을 방해하여 피부를 빨리 늙게 한다.

⑰ 티몰 Thymol

방부제, 헤어 제품에 사용한다. 구토, 설사, 어지럼증, 두통, 이명 순환기 장애 일으킨다. 잘 씻어내야 하고 강한 피부 자극감이 있다.

⑱ 트리이소프로파놀아민 Triisopropanolamine

유화제로 화장수, 향수에 사용한다. 피지를 과도하게 제거하므로 피부 건조가 심해지고 거칠어진다. 구 표시 지정 성분이다.

⑲ 인공 향료 Synthetic Fragrances

인공 향은 200여 개가 넘고 단순 표시만으로 화합물의 실체를 알 수 없다. 두통, 현기증, 발진, 색소 침착, 기관지 자극, 메스꺼움, 가려움증을 유발한다.

⑳ 페녹시 에탄올 Phenoxy Ethanol

파라벤이 위험 성분으로 보고되면서 한때 대안으로 쓰인 방부제이다. 피부 점막을 자극하고 체내에 흡수되며 마취 작용도 한다. 배합 한도 1% 미만으로 정해져 있는 구 표시 지정 성분이다.

Cosmetics Counseling

전성분표시제 시행이 된 지 수개월이 지났지만, 화장품 회사들의 의식은 크게 바뀌지 않았다. 소비자들의 무지를 무기로 당당하게 유해 성분들을 표기한 화장품들이 아직도 베스트셀러 자리를 차지하고 있다. 이 같은 사실을 인지하여 건강과 피부는 스스로 공부해서 지켜야 한다는 의식을 갖고, 주요 유해 성분들만이라도 피할 수 있도록 화장품 선택에 좀 더 신중을 기하자.

엉망으로 운용되는 전성분 표시제

너무 늦었다. 그러나 드디어 시행되었다.

2008년 10월 18일은 한국 화장품 시장이 선진국으로 향하는 한걸음을 내딛은 중요한 날이다. 미국의 경우 1976년, EU는 1997년, 일본은 2001년부터 시행하고 있는 '전성분 표시제'가 국내에서 시행된 날이기 때문이다.

화장품 제조에 사용된 모든 원료(성분)를 표시하도록 규정한 전성분 표시제는 과거 피부에 유해성이 있는 성분만 표시하는 '표시 지정 성분제'에서 확대된 것이다. 이는 소비자에게 화장품 안에 들어 있는 성분을 공개함으로써 소비자의 알 권리와 부작용 발생 시 원인 규명을 쉽게 하기 위한 것인 동시에, 제조자로 하여금 보다 안전한 원료를 사용하게 하여 제품 품질을 높이는 데 기여하도록 하기 위한 것이다.

전성분 표시제가
필요한 이유

전성분을 표시하는 데는 일정한 규칙이 있다. 우선 성분 함유량이 많은 순서대로 표기하며, 1% 이하로 사용된 성분, 착향료, 착색제에 대해서는 순서에 상관없이 기재가 가능하다. 2007년 10월에 공포하고 1년의 유예기간을 두어 이 기간 동안 국내 제조사는 포장재 교체 등을 준비하고, 수입사의 경우에도 라벨 교체 등을 할 수 있게 했다. 그리고 2008년 10월 18일부터 제조업자가 출하 또는 수입자가 수입 신고를 하는 화장품부터 적용하고 있다.

다만 판매 목적이 아닌 제품(예를 들어 테스터 제품) 또는 50g, 50ml 이하의 소량 제품은 대상에서 제외했으며, 이 경우에는 전성분 정보를 즉시 제공할 수 있는 전화번호, 홈페이지 주소 등을 표시하거나 매장에 책자를 비치해야 한다.

한국소비자원에 따르면 화장품 관련 상담 중 부작용에 대한 문제 제기 비율이 2006년 10%(531건), 2007년 9.2%(516건)로 비교적 많은 비중을 차지하고 있다. 그동안은 화장품 때문에 부작용이 일어났어도 어떤 성분이 들어 있는지를 몰라 원인 규명이 어려웠다. 그러나 앞으로는 개인에게 알레르기 반응을 일으키는 성분 등이 들어 있는지 확인하고 구입할 수 있으므로 이러한 무지에서 오는 부작용을 줄일 수 있다.

또 한 가지, 화장품 회사가 중점적으로 광고하며 내세우는 '신비의 그 성분'이 과연 주요 성분인지, 실제 얼마나 들어 있는지를 눈으로 확인할 수 있다는 점도 고무적이다. 전성분 표시에서 뒤에 있을수록 성분 함량이 적은 것이므로 정확한 양은 모르더라도 어느 정도 짐작이 가능하고, 특히 파라벤 등의 방부제는 단독 사용일 때 0.4%, 혼합 사용일 때는 0.8%까지로 배합 한도가 정해져 있으므로, 만일 효능 성분이 파라벤 근처에 있다면 1% 미만의 미량인 것을 알 수 있다.

세계적으로 널리 쓰이던 성분 중 일부는 발암성과 환경호르몬이 의심되며, 그 의심의 근거가 되는 연구 결과가 속속 나오고 있으므로 이러한 성분의 함유 여부를 파악할 수 있다는 점도 빼놓을 수 없는 장점이다.

화장품은 단순히 바르는 소모품이 아니라 자칫 잘못 사용하면 인체에 치명적 문제를 일으킬 수도 있는 엄연한 화학제품이라는 것을 숱하게 나열된 성분들이 극명하게 보여준다.

전성분 표시제
준비 점수는 F

매일 바르는 화장품에 무엇이 들어 있는지 아는 것은 너무나 기본적인 알 권리이다. 하지만 전성분 표시제 시행 4개월여가 경과한 현재, 필자들이 보기에 이 제도는 엉망으로 운용되고 있다. 1년이라는 유예기간이 있었는데도 말이다.

선진국에선 아주 오래전부터 시행되어왔기에, 수입사는 그 자료를 근거로 한국어로 번역해서 라벨만 새로 생산하면 되는 것인데도, 2008년 10월 18일 이후 수입 신고를 한 제품부터 시행한다는 조항을 악용해 전성분 표시를 하지 않은 제품이 너무 많다. 필자들이 롯데백화점 본점에서 수입 브랜드를 대상으로 조사한 결과 전성분에 대한 기본적인 개념도 없는 판매원이 대다수였고, 전성분을 요구하자 시행 이전에 수입된 제품이기 때문에 알 수 없다는 그럴싸한 대답이 돌아왔다.

수입 제품이기에 영문으로 작성된 전성분 표시가 있었음에도, 이마저 사용 시 주의사항을 적은 한글 라벨을 위에 덧붙여 확인할 수 없게 만들어놓은 것도 있었다. 어떤 매장에서는 본사로부터 전성분 관련 책자를 받긴 했는지 비품 보관장을 열심히 뒤졌지만 결국 찾지 못했다.

명품을 자부하며 백화점에 입점해 있는 브랜드들마저 이 지경인데 업계 전반의 전성분 정보 제공에 대한 인식 수준은 어떨까. 우리가 지불하는 고가의 금액에 마땅히 포함되어야 할 서비스는 어디로 실종된 것인가.

국내 브랜드 역시 전성분에 대한 판매원 교육이 제대로 이뤄지고 있지 않기는 마찬가지다. 전성분 정보를 요구할 때마다 케이스를 찾아야 하는 수고로움과 필자들이 귀찮았는지, 어떤 제품은 심지어 전성분 표시가 되어 있는데도 보지도 않고 없다고 하는 판매원마저 있었다.

일각에서는 전성분 표시제가 시행되면 제조사의 생산 노하우가 공개되어 미투me too 상품이 나올 수 있고, 이로 인해 R&D 투자가 축소

될 수 있으며, 차별화에 중점을 두어 원료 개발에 치중하다 보면 화장품 가격만 올라간다는 우려를 표하기도 했다.

그러나 이는 화장품의 '화' 자도 모르는 무식한 말이다. 성분이 공개된다 해서 같은 제품을 만들 수도 없을 뿐더러, 설령 비슷하게는 만들 수는 있을지언정 같은 기능을 할 수가 없다. 또한 새로운 성분을 계속 개발한다고 해도 급격한 가격 상승 역시 일어날 이유가 없다. 화장품 가격 상승의 주요 요인은 용기, 케이스 등 포장재와 과도한 마케팅 비용, 무리한 마진 확보에 있지 원료 탓이 아니기 때문이다.

소비자의 입장에서는 전성분 표기된 화학명을 읽은들(사실 잘 읽히지도 않는 성분명들일 것이다), 무슨 기능을 하는지, 위험한지 안 위험한지조차 판단이 잘 안 서는 것이 현실이다. 그러니 모든 것을 완벽히 알려는 노력보다는 앞서 언급한 가장 피해야 할 성분 20가지만이라도 숙지했으면 한다. 여러분이 스스로 발암 의심 성분, 환경호르몬 의심 성분, 알레르기 유발 성분, 피부에 깊게 침투하는 합성계면활성제 첨가 여부를 확인해 피할 수 있게 된다면, 필자들은 위험을 무릅쓰고 이 책을 집필한 보람을 느낄 것이다.

만일 전성분이 표기되지 않은 제품은 판매원에게 정보를 달라고 요구하자. 판매원이 주지 못하면 본사를 괴롭히자. 성분에 대한 상세한 정보를 알고 싶으면 대한화장품협회(www.kcia.or.kr/cid), 식약청 전성분 검색(http://ezcos.kfda.go.kr), 미국 화장품 안전가이드 사이트(www.cosmeticsdatabase.com)에서 찾아보거나 화장품 성분 사전을 참고하라.

대부분의 화장품은 자연물이 아니라 화학물로 만든 합성품이다. 지금은 과학 기술의 발전으로 피부 표피에만 작용하던 것이 진피까지 작용하고 있고, 해가 갈수록 화장품 속 성분에 대한 위험성 보고가 늘어나고 있다. 실제로 기존에 모르고 사용했던 성분들이 하나 둘 금지 성분으로 재지정되고 있지 않은가.

전성분 표시제에 대한 소비자의 관심이 없으면 화장품 회사가 손해를 감수하면서까지 인체 유해 가능성이 있는 성분을 피하고 안전한 성분을 찾을 이유가 없다. 지속적으로 전성분에 대한 문의를 하고 관심을 가져야, 우리 모두가 좀 더 피부에 도움이 되는 안전한 화장품을 가질 수 있을 것이다.

지키지 않아도 페널티가 없다

전성분 표시는 화장품 용기 크기의 한계 때문에 글자 크기가 5포인트로 정해져 있어 읽기가 불편하다. 또 현재 자사 홈페이지에 전 제품에 대한 전성분을 공개한 브랜드는 아주 소수이며, 라벨에 적힌 전화번호로 문의해도 제대로 된 답변을 듣지 못하는 경우가 허다하다.

그러므로 화장품 회사는 모든 매장에 전 제품에 대한 전성분 표시 책자를 비치해야 한다. 그럴 수 없다면 적어도 자사 홈페이지 제품 정보에 전성분을 일괄적으로 표기해야 한다(현재는 제품 정보에 발림성이 좋다는 둥 향이 좋다는 둥의 호의적인 사용 후기를 올리는 데만 주력하고 있다). 어느 화장품 회사는 필자가 전성분 표시 미비를 따지자, 지금이 시행 과도기이므로 좀 기다려야 한다고 답변하기도 했다. 1년의 유예기간 동안 뭘 했냐고 묻자 말문을 닫아버리긴 했지만 말이다.

현실이 이렇다 보니 화장품 회사들이 전성분 표시를 속이지 않고 제대로 했는지를 따지는 것은 고사하고, 지금으로선 단순히 전성분 표시를 하게 만드는 것조차 요원하다. 소비자들이 좀 더 적극적으로 나서서 전성분 표시제에 대해 미온적인 태도를 보이는 브랜드는 한국의 소비자를 우습게 보는 것이라 생각하고 구입을 거부하기 바란다. 소비자의 알 권리에 힘쓰고 진정 피부를 위하는 성분을 함유한 화장품을 만들어야 시장에서 살아남을 수 있다는 것을 보여주어야 한다.

또한 더 넓게는 전성분 표시제를 이행하지 않아 적발되면 해당 제품뿐만 아니라 브랜드 전체를 일정 기간 판매 정지시키는 등 강력한 행정처분이 있어야만 눈 가리고 아웅 하는 화장품 회사들의 태도를 고칠 수 있을 것이다. 전성분 표시제는 화장품으로 인한 부작용이 더 이상 화장품 회사만의 잘못이 아닌 소비자와의 공동 책임임을 말해주는 것이다.

식약청은 전성분 표시가 허위 없이 진실하게 기재되었는지 지속적인 관리 감독을 하는 것은 물론, 위반 사항에 대해서는 강력한 처벌 조치를 취하는 등 세부 지침을 하루빨리 세워야 한다. 뷰티 산업 육성이라는 미명하에 은근슬쩍 규제 완화만을 할 것이 아니라, 정작 중요한 것에 대한 규제는 더욱 강화해야 진정한 뷰티 산업 육성이 가능하다는 점을 깨달아야 한다.

Cosmetics Counseling

화장품 표시 제대로 읽기

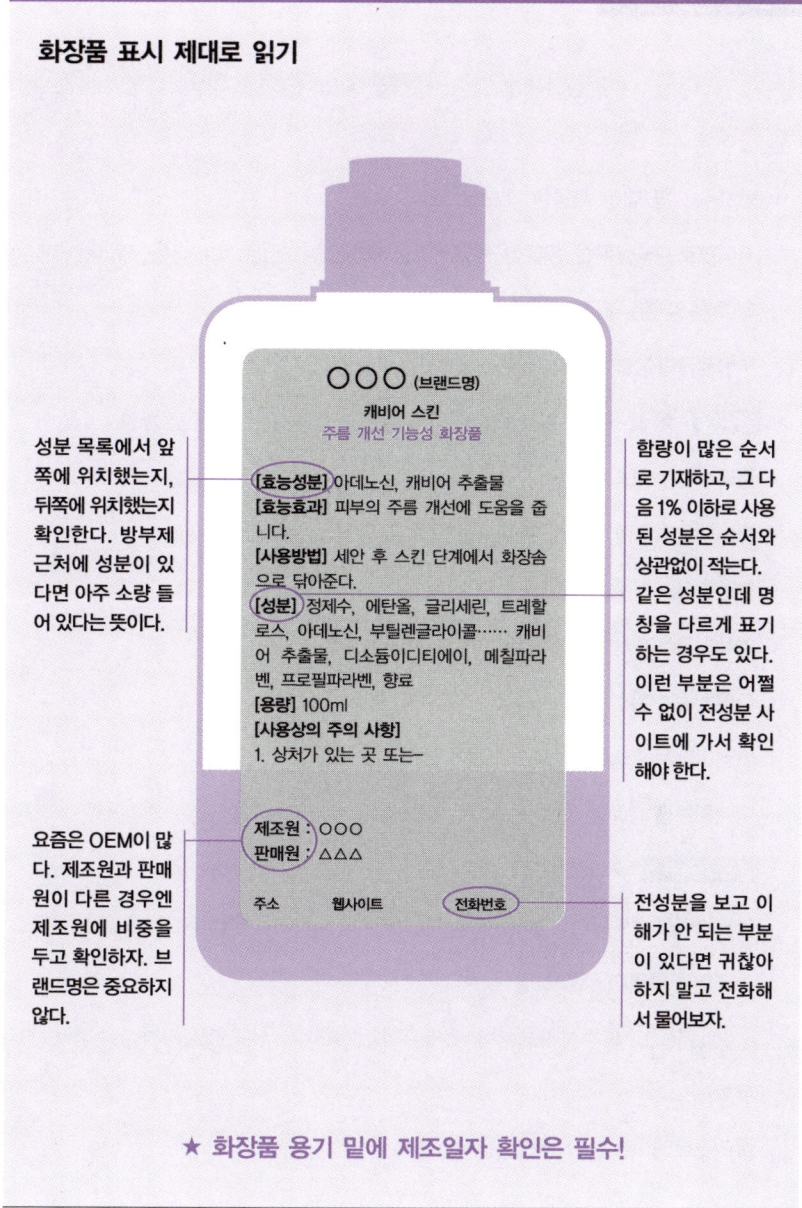

성분 목록에서 앞쪽에 위치했는지, 뒤쪽에 위치했는지 확인한다. 방부제 근처에 성분이 있다면 아주 소량 들어 있다는 뜻이다.

함량이 많은 순서로 기재하고, 그 다음 1% 이하로 사용된 성분은 순서와 상관없이 적는다. 같은 성분인데 명칭을 다르게 표기하는 경우도 있다. 이런 부분은 어쩔 수 없이 전성분 사이트에 가서 확인해야 한다.

요즘은 OEM이 많다. 제조원과 판매원이 다른 경우엔 제조원에 비중을 두고 확인하자. 브랜드명은 중요하지 않다.

전성분을 보고 이해가 안 되는 부분이 있다면 귀찮아 하지 말고 전화해서 물어보자.

★ 화장품 용기 밑에 제조일자 확인은 필수!

주요 전성분 설명

(▨ -약간 주의, ▨ -주의, ▨ -사용하지 말 것을 권고)

- 빙하수 : 물 대신 사용한 것으로 보임.
- 사이클로펜타실록산 : 유성 원료 - 고급지방산류(고급은 비싸다는 의미가 아니라 이름일 뿐), 피부 유연화제로 사용.
- 부틸렌글라이콜 : 보습제.
- 에탄올 : 유성 원료 - 알코올류(발암 가능성, 환경호르몬 유발 가능성).
- 글리세린 : 보습제.
- 왕귤껍질추출물 : 효능 원료 - 상처 치료 및 항염 효과.
- 트레할로스 : 효능 원료 - 수분 유지.
- 아세틸글루코사민 : 보습제 - 피부 컨디셔닝제.
- 디메치콘 : 유성 원료 - 합성 오일(수분 증발 차단제).
- 비닐디메치콘크로스폴리머 : 폴리머 - 점도 조절.
- 디메치콘올 : 유성 원료 - 실리콘 오일류(피부 유연화제).
- 벤조페논-5 : 자외선 차단 성분 - 변색 방지(알레르기 유발).
- 암모늄아크릴로일디메칠타우레이트/브이피코폴리머 : 폴리머 - 점도 조절.
- 카보머 : 폴리머 - 점도 조절.
- 트리에탄올아민 : 계면활성제 - pH 조절, 강한 자극성(발암 가능성, 알레르기 유발).
- 폴리소르베이트20 : 계면활성제.

- 하이드록시에칠아크릴레이트/소듐아크릴로일디메칠타우레이트코폴리머 : 폴리머-유화 안정제, 점증제.
- 디소듐이디티에이 : 금속이온 봉쇄제(발암 가능성).
- 메칠파라벤 : 방부제(발암 가능성, 알레르기 유발).
- 에칠파라벤 : 방부제(알레르기 유발).
- 페녹시에탄올 : 방부제(알레르기 유발).
- 프로필파라벤 : 방부제(알레르기 유발).
- 향료 : 성분이 정확치 않으나 인공 향료는 주의.
- 청색 1호 : 색소(신경 조직에 해를 끼침).

진정한 천연 화장품을 만나고 싶다 | 천연 화장품에 대한 몇 가지 오해 |
홈메이드 화장품은 대안이 아니다

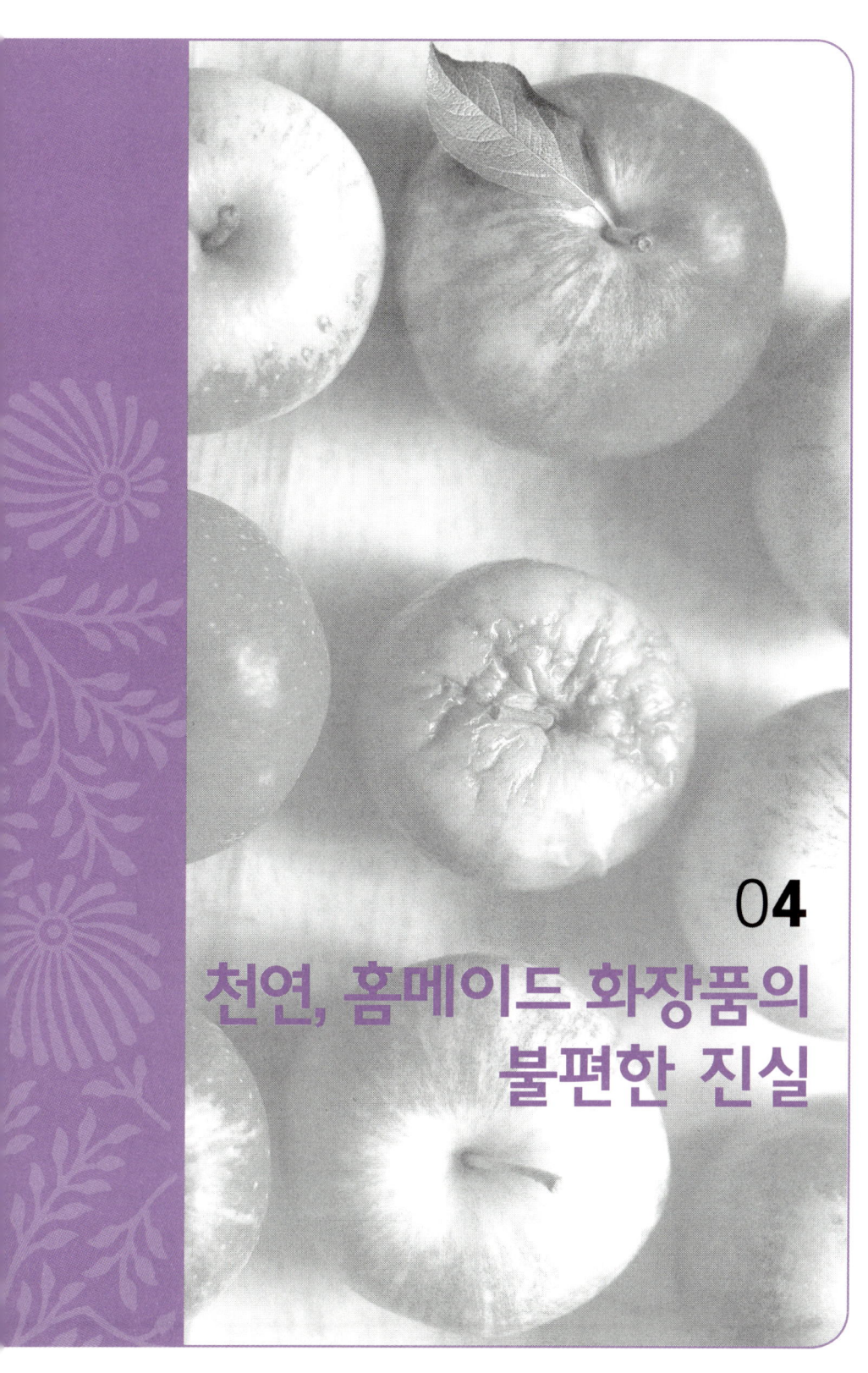

04
천연, 홈메이드 화장품의 불편한 진실

진정한 천연 화장품을 만나고 싶다

TV를 켜면 광고 시간마다 빠지지 않는 것이 화장품 광고다. 국내 최고의 몸값을 자랑하는 남자 배우가 허브 꽃이 만발한 초원에 서 있기도 하고, 황후로 분장한 아름다운 여배우가 한방 화장품을 권하기도 한다. 또한 뽀얀 피부를 자랑하는 여배우가 이제는 얼굴에 캐비어를 발라보자고(대부분의 소비자들은 본 적도, 먹어본 적도 없는데) 속삭이기도 한다.

그런데 과연 화장품이 이들이 보여주는 멋진 광고 화면처럼 '먹지 말고 피부에 양보' 해도 될 정도로 친환경적이고 안전한 재료를 사용하고 있을까?

'지구를 살리자'는 슬로건 아래 환경의 중요성이 대두되면서, 많은 기업들이 에코(그린) 마케팅을 열심히 하고 있다. 사실 기업의 이미지 쇄신에는 에코 마케팅만한 것이 없다. 환경을 살리기 위해 애쓰는 기업은 세간의 이목을 집중시킬 뿐만 아니라 기업의 도덕성 측면에서도 후한 점수를 받는다.

화장품 회사라고 이런 트렌드를 놓칠 리 없다. 에코 마케팅＋천연이라는 이미지를 더해 화장품을 광고하여 환경이나 우리 몸에 무해하다는 이미지를 전달하려 하는 것이다.

'자연주의' 또한 트렌드의 한 갈래

모든 기업이 다 마찬가지겠지만, 화장품 회사에 있어 기업의 이미지나 도덕성은 목숨과도 같은 것이다. 일례로 동물성 원료든 식물성 원료든 자연에서 얻은 똑같은 천연물이지만 화장품 회사들은 식물성 원료만 찾는다.

'동물성 원료'라는 말을 오해할 수도 있는데, 동물성 원료 중에도 피부에 뛰어난 기능을 발휘하는 것이 많아 좋은 천연재료로 화장품에 사용될 수 있다. 그러나 동물 실험 반대 추세가 세계적으로 확산되는 등 소비자들이 동물성 원료에 반감을 갖고 있는 정서를 고려하여 동물성 원료를 포기하는 것이다. 이미지라는 것은 참 무서운 것이어서, 한 번 나쁘게 고착되면 되돌리기가 쉽지 않다. 업체들로서는 '모난 돌이 정

맞는다'고, 위험을 무릅쓸 이유가 전혀 없는 것이다.

마찬가지로 우리나라 M사, F사 등 장업계의 후발 주자들은 시장 진입 초기에 충격적일 만큼 싼 가격으로 화장품을 내놓았다. 이는 엄청난 성공을 불러오기도 했지만 처음에는 부담 없는 가격을 반겼던 사람들도 나중에는 "이거 너무 싸잖아? 요즘 고발 프로그램 보면 화장품에 안 좋은 게 많이 들었던데, 혹시 나쁜 성분이 들어간 것 아냐?"라며 의심하기 시작했다.

그래서 화장품 회사들은 어떻게 하면 품질에 대한 의심을 불식시킬 수 있을지 고민했고, 그 타개책으로 나온 것이 바로 '자연주의' 표방이다.

10년 전쯤 우리나라에 들어온 프랑스의 화장품 브랜드 이브로쉐는 소비자의 외면으로 1년 만에 문을 닫아야 했다. 당시로서는 드문 자연주의 표방 브랜드였지만, 국내 상황이 자연주의 식물 성분이 먹히는 시절이 아니었던 것이다. 그러나 자연주의 바람이 불고 있는 지금, 전 세계 80여개 국가에 1,600여 매장을 보유한 거대 기업 이브로쉐는 다시 한국을 선택했다.

우리는 '이왕 쓰는 김에' 몸에도 좋고 환경도 위하는 제품을 쓰려고 생각한다. 주방 세제만 해도 일반적인 제품과 비교할 때 세 배는 비싼 쌀뜨물 성분 세제가 불티나게 팔리고 있지 않은가?

중요한 것은 어떤 기업이 자연주의 이미지를 표방할 때 그저 이미지만 보고 '당연히 좋은 거겠지. 설마 거짓말일 리가?' 생각하면서 구매하지는 말자는 것이다. 다행스럽게도 화장품에 붙은 전성분에서 그것이 진실인지 거짓인지 어느 정도 파악할 수 있는 시대가 되었다. 이젠 귀찮더라도 소비자들이 광고와 실제가 일치하는지 냉정하게 판단하여 제품을 구매하는 노력을 해야 한다.

특정 브랜드는 안전하다는 생각은 착각

그렇게 보면 우리나라 자연주의 화장품들은 한마디로 '왕 거짓말' 수준이다. 파라벤류부터 시작해 온갖 피해야 할 유해 성분이 골고루 들어가 있는 데다 천연 추출물이라는 것도 제품 내 비율이 나와 있지 않으니 정확히 얼마나 넣었다는 건지 알 수가 없다.

자연주의 표방으로 유명한 바디O은 유기농 화장품으로 오인하는 사람들도 있을 정도로 이미지 관리를 잘한 회사에 속한다. 이 회사의 창업자는 "정치적인 실천은 지구에 사는 사람들의 의무다", "여성은 있는 그대로의 모습이 가장 아름답다"는 지극히 진보적인 발언으로 전 세계 여성들의 마음을 사로잡았다. 이 회사는 톱 모델 대신 튼실해 보이는 똥배를 자랑하는 평범한 인형을 자사의 홍보 모델로 삼았고, 화장품계에선 어쩌면 당연한 '뷰티美'라는 단어를 쓰지 않는 경영 철학으로도 유명하다.

그뿐인가? 용기 재활용, 기업의 사회적 책임, 환경운동, 반전운동 등을 벌이는 이 창업자의 일거수일투족은 바디O의 좋은 이미지를 만드는 데 결정적으로 기여했다. 그러나 너무 바빠서 제품에는 신경을

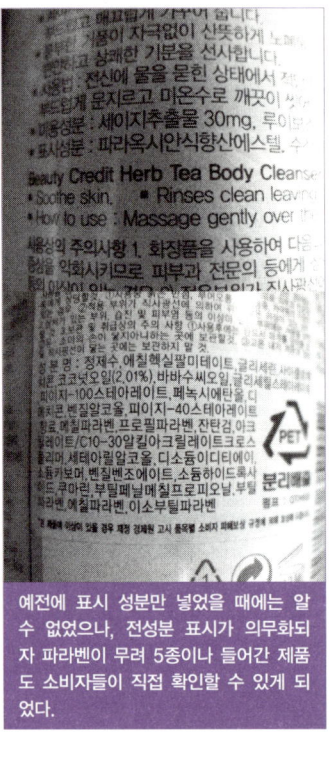

예전에 표시 성분만 넣었을 때에는 알 수 없었으나, 전성분 표시가 의무화되자 파라벤이 무려 5종이나 들어간 제품도 소비자들이 직접 확인할 수 있게 되었다.

못 쓰셨는지, 이 회사 제품에도 웬만한 피해야 할 성분들이 다량으로 들어가 있다.

여러분이 자연주의를 선호하는 덕에 모든 회사는 할 수만 있다면 그린 코트를 입고 싶어 한다. 진정 자연주의를 모토로 하는 회사인지 아니면 그런 척만 하는 회사인지의 판단 역시 아쉽게도 우리의 몫이다.

내가 어떤 기업에 좋은 이미지를 갖고 있다는 이유로, 어떤 제품의 광고가 멋지게 만들어졌다는 이유로 제품을 선택하지 말자. 모든 진실은 성분표가 말해줄 것이다. 제품을 구매하기 전에 판매원을 귀찮게 하고, 회사를 괴롭혀서라도 미심쩍은 성분은 짚고 넘어가야 한다.

혹시 전성분 표시의 의무화 때문에 밝히고 싶지 않은 성분까지 밝혀야 한다고 투덜거리는 화장품 회사가 있다면, 이를 소비자의 신뢰를 쌓을 수 있는 절호의 기회로 생각하고 변화해주기 바란다. 그리고 제발 부탁인데 소비자를 위해서 전성분 표기에 정직해주기 바란다. 전성분 표기는 현재 상황에서 소비자의 유일한 판단 기준이자 생명줄이기 때문이다.

식약청도 모르는
천연 화장품의 기준

한 포털 사이트에서 '유기농 화장품'을 검색해보면 판매 사이트가 80여 개, '식물성 화장품'은 60여 개, '천연 화장품'은 무려 550여 개나 검색된다. 유기농 화장품은 옥션에서 2008년 상반기 히트상품 5위로 선정됐고, 2008년 10월 기준으로 15만 2,000여 개가 팔렸다. 2005년 6만 7,000여 개에 비해 찾는 이가 두 배 이상 급격히 늘어난 수치다.

미국의 경우 유기농 화장품 판매액은 2007년 3억 5,000만 달러(약 2,800억 원)에 달했다. 천연 화장품도 '버츠 비', '제이슨 내츄럴 코스메틱', '톰스 오브 메인' 등 상위 3개 브랜드의 총 판매액을 합쳤을 때 2008년 9월까지 1년간 1억 5,000만 달러(약 1,200억 원)어치가 팔렸다. 2007년에 비해 5,100만 달러 늘어난 규모다.

그런데 막상 "천연 화장품이 뭐죠?"라고 물으면 나라별(각 국가 및 지역), 입장별(화장품 회사, 소비자 등)로 정의가 모두 다르다. 정부 기관이나 식약청, 화장품협회 등에서는 모호한 입장을 취할 뿐이다.

실제로 필자가 식약청에 전화를 걸어 "천연 화장품의 기준이 무엇인가요?"라고 문의해봤다. "천연 화장품은 화장품법상 따로 분류돼 있지 않아 어떤 기준도 없습니다"라는 대답이 돌아왔다.

"그럼 아무 화장품이나 천연이라는 단어를 붙일 수 있다는 얘기인가요?"라는 질문에 담당자는 "특별한 기준은 없습니다"라는 말만 반복했다.

천연 화장품을 따로 분류해 관리하지 않는다는 말은 곧 화장품 업체가 자사 제품에 마음대로 이름 붙여 쓸 수 있다는 뜻이다. 화장품 업체들이 '유기농', '식물성', '천연', '자연주의'란 말을 각자 편할 대로 해석해 판매하고 있는 것도 이 같은 이유다.

'유기농'에 대한 기준도 식약청에서는 "비유기농 원료가 소량이라도 들어가면 유기농 화장품으로 인정할 수 없다"고만 밝히고 있어 소비자가 가시적으로 확인할 수 있는 기준이 모호하다. 이렇듯 우리가 화장품에서 그나마 신뢰할 수 있는 단어인 '천연'도 화장품의 출신성분을 보증하는 기준이 되지는 못한다.

진정한 천연 화장품이란 무엇인가

이런 혼란이 일자 화장품 회사들 중에는 아예 자체 규정을 세운 곳도 있다. 미국 내 최대 유통망을 가지고 있는 화장품 판매업체 세포라는 "식물성 화장품은 식물성 원료를 포함하고 있는 제품이고, 천연 화장품은 화학 방부제, 인공 향료, 인공 색소를 쓰지 않은 제품이며, 유기농 화장품은 살충제나 농약 없이 기른 원료를 포함한 제품이다"라고 정의를 내린다.

이니스프리 관계자는 "자연주의 제품은 식물 성분을 이용한 것이고, 유기농 제품은 에코서트 기준에 따라 인증 받은 것을 말한다"고 이야기하며, 더페이스샵 관계자는 "자연주의 화장품은 식물, 과일, 꽃, 천연수 등 자연에서 얻은 성분을 이용해 제품화한 것이고, 유기농 화장품은 넓은 의미로 본 자연주의 화장품으로 에코서트 등 인증 단체가 정한 방식으로 엄격하게 관리, 재배되는 성분으로 제조되어야 한다"고 정의한다.

우리나라 기업들은 식물 성분 등 천연 성분이 포함되면 천연 화장품으로 부를 수 있고 유기농 인증을 취득하면 유기농 화장품으로 명명할 수 있다는 주장인 셈이다. 정리하자면 자연주의나 천연이라는 단어의 구분은 미백이라 부르느냐, 화이트닝이라고 부르느냐의 차이와 같은 것이다.

그러면 왜 우리는 천연 화장품을 찾는가? 환경이 오염되고 독성 화학물질에 심각하게 노출되어 암 등 각종 질환의 발생률이 빠르게 증가하고 있기 때문이다.

각종 언론 매체와 소비자단체들은 화장품 원료에 화학물이 다량 함유되어 인체에 매우 해로울 수 있다는 것을 지속적으로 경고하고 있다. 결국 독성 유해 성분의 공격을 피할 수 있는 방법의 대안으로 천연 화장품을 찾고 있는 것이다.

그런데 화장품 회사는 유해 성분을 넣지 않겠다는 약속은 하지 않고 단지 천연물을 넣었다, 유기농 인증을 받았다는 말만 되풀이한다. 기준도 강제도 없는 유기농, 천연, 식물성 등의 용어들이 그저 화장품 회사의 마케팅 용어로 전락한 것은 아닌가 하는 우려마저 든다.

화장품 역사 100년 동안 화장품에 사용된 성분 중에는 해로운 성분도 있지만 천연 성분이나 식물 성분들도 꾸준히 이용되어왔다. 따라서 이제 와서 화장품에 천연 성분을 하나 더 넣었다고 해서 큰 이슈거리가 되지는 않는다. 우리가 걱정하는 유해 화학 성분을 넣지 않는다는 더 큰 조건이 충족돼야만 천연 화장품으로서 기본기를 갖췄다고 할 수 있는 것이다.

진정한 천연 화장품은 그간 사용해왔던 유해 화학 성분들을 천연 성분들로 대체하는 것이고, 그 재료들도 당연히 100% 유기농으로 재배되고 유해 화학 성분에 노출되지 않은 것들이어야 한다. 천연물이 들어가긴 했지만 방부제나 색소, 계면활성제 등의 인공 화학 성분이 고스란히 함께 들어 있다면 일반 화장품과 다를 바가 무엇인가.

화장품 선진국들의 천연 화장품 기준

그럼 우리나라가 아닌 다른 나라들은 어떻게 '천연 화장품'을 구분하고 있을까. 화장품 선진국들을 중심으로 살펴보자.

먼저 미국은 국가 차원에서 유기농 인증마크인 'USDA ORGANIC' 마크를 부여하고 있는데, 유기농산물이 함유된 가공품은 국가가 엄격히 정한 기준에 따라야만 '유기농'이라는 단어를 쓸 수 있다. 미국농무부USDA는 가공품에 유기농 성분이 들어 있어야 하며 생명공학 기술이나 방사선 기술을 일체 사용하지 않은 제품에만 유기농 라벨을 붙일 수 있도록 규정했다.

캐나다는 천연 화장품의 기준을 충족하기 위해서는 성분의 95%가 천연 성분이어야 하며, 식물성 원료 50%의 전체 성분이 오가닉 인증을 받은 유기농 성분이어야 한다고 정의한다.

프랑스에는 유럽 각국의 농수산부 및 경제성으로부터 유기농 인가의 지위를 부여받은 공인인증기관인 에코서트Ecocert가 있다. 원료 수확과 방법, 완제품 생산까지 유기농 화장품을 규제하는 기관이다.

간단히 살펴보면 제품 속 총 성분의 95% 이상이 천연 성분이어야 하며, 실리콘과 같은 지정 화학물질을 함유해선 안 된다. 또 벤조익 엑시드와 같은 방부제는 전체 구성 성분의 5% 내에서 사용해야 한다고 규정하고 있다.

독일은 연방보건성의 자연 화장품에 대한 정의, 유럽연합의 규정 및 BDIH(비데이하) 규정 등에 의거하고 있어 가장 까다롭기로 소문나 있다. BDIH는 화장품, 제약, 식품들을 제조하는 독일 기업들이 1951년 구성한 연합단체로, 유기농에 대한 일정한 기준을 지켜야만 가입할 수 있다.

독일에서 천연 화장품이라 말하는 기준은 원료 채취부터 제조 공정까지 모든 생산 과정에서 어떠한 화학 성분도 넣지 않고 만들어진 제품을 이른다. 나아가 제품 출시에 앞서 꼭 필요한 독성 실험도 '3-R-원칙(영국의 윌리엄 러셀과 렉스 버취가 「인간 실험 기술의 원칙」에서 주장한 3대 원칙으로, 동물 실험이 아닌 다른 방법을 찾고 Replace, 실험동물 수를 줄이고 Reduce, 실험동물의 고통을 덜어줄 것 Refine을 말한다)'에 따라 동물 실험이 아닌 세포 독성 검사, 피부 배양 검사, 광독성 검사 등으로 대체하고 있다.

이렇듯 대부분의 화장품 선진국들은 국가가 인정한 공인 인증기관에서 천연 화장품을 명명하는 것에서부터 관리, 감독까지 철저하게 개입하고 있으므로, 함부로 '천연 화장품'이라 이름 붙여 소비자를 우롱하지 못한다. 우리에겐 앞으로 해결해야 할 숙제가 하나 더 늘어난 셈이다.

Cosmetics Counseling

전성분표에 색소나 향이 포함돼 있다면 천연 화장품이 아니다. 천연 방부제로는 프로폴리스, 그레이프 시드 오일, 녹차나 실크 추출물, 그리고 식물에서 추출한 토코페롤과 초산 토코페롤이 있다. 또 천연 계면활성제로 가장 널리 알려진 것은 콩에서 추출한 레시틴, 식물의 당에서 분리한 잔탄검(Xanthan Gum), 그리고 코코넛이나 팜에서 추출한 코코○○, 팜○○류의 성분들이다. 사탕수수와 올리브를 섞어 추출한 성분들도 많이 쓰인다.

이런 성분들이 있는지 꼼꼼히 따져보라. 무법의 천연 화장품 세계에서 그나마 선택의 기준이 되어주는 성분들이다.

천연 화장품에 대한 몇 가지 오해

화장품의 유해 첨가물 논의는 끝이 없어 보인다. 화장품이든 식품이든 한바탕 소동이 벌어지긴 했지만 뚜렷한 해답은 없다. 그래서 좀 미진한 대안이긴 하지만 첫째, '어쨌든 나쁘다고 유명해진 성분은 피하자', 둘째, '유해 화학 성분이 들어 있지 않은 천연 성분 화장품을 쓰자'로 결론을 내린 소비자가 많을 것이다.

이렇게 유해 화학 성분이 뜨거운 감자다 보니 천연 성분 화장품에는 상대적으로 높은 점수를 주는데, 천연 성분이라 해서 자극이 없다고 볼 순 없다. 이른바 화장독이라고 불리는 알레르기성 접촉 피부염은 특정 성분에 대한 알레르기 반응으로 일어난다. 이는 사람마다 다르게 나타나는데, 천연 성분이건 화학 성분이건 내게 맞지 않을 때 발생하는 것이다.

내가 어떤 성분에 알레르기 반응이 일어나는지는 병원에서 일일이 패치 테스트를 하지 않는 한 전혀 알 수 없다. 따라서 여러분의 화장품 역사에서 알레르기를 일으켰던 성분이 있는지 검토하고, 새롭게 시도하는 성분인 경우 얼굴에 바르기 전에 귀 뒤쪽 또는 팔 안쪽에 조금 발라 20분 정도 테스트해보는 것이 현명하다.

천연 화장품은 부작용이 없다?

스크럽제 같은 경우는 천연 재료를 그대로 쓰는 경우가 많은데, 무리하게 마사지하거나 너무 강한 자극을 주면 피부에 울긋불긋한 트러블이나 좁쌀 여드름이 생길 수 있다. 알레르기 반응이 아니라면 재료에 문제가 있는 것이다. 이 경우 피부에 미세한 상처가 나거나 하면 2차 감염으로 염증 반응도 일어날 수 있다.

트러블이 일어나면 '명현현상' 또는 '호전현상'이라고 설명하는 사람들이 종종 있다(주로 그 제품을 파는 사람들의 말일 것이다). 그 내용인즉, 그동안 쌓여 있던 피부 독소가 빠져나가느라 일어나는 현상이며, 15일에서 30일 정도 지나면 아주 건강한 피부가 될 거라고 호언장담하는 것이다.

그러나 이는 전혀 의학적인 근거가 없는 말이며 좋아지는 경우도 극히 드물다. 피부의 독소를 제거한다고? 그렇다면 그건 화장품이 아니라 의약품이어야 할 것이다. 조금이라도 트러블이 일어나면 무조건 사용을 중단해야 한다.

한국소비자원에 접수된 천연 화장품 관련 민원은 '천연'에 대한 정의가 불충분한 데 따른 과대·허위 광고 탓이 많지만, 천연 성분에 대한 부작용, 알레르기 반응도 많다는 점을 알아야 한다.

세균, 곰팡이에 더 취약한 천연 화장품

린다 카츠 미 FDA 화장품국장은 "천연, 유기농 화장품은 화학 원료로 만들어진 제품보다 미생물 오염과 번식이 오히려 더 잘 일어날 수 있다"고 지적한다. 실제로 캘리포니아 주립대 데이비드 키켄 박사가 『미국 감염성 피부염 저널』에 발표한 논문에 따르면, 녹차, 국화 성분 화장품으로 인해 피부에 알레르기나 염증이 생긴 사례가 여기저기서 보고되고 있다고 한다.

현재 화장품의 미생물 한도에 대한 법 규정은 없으며, 대한화장품공업협회 자율 규약에서 화장품 미생물 허용 기준을 정해 관리하고 있지만 강제성은 없다. 얼마 전 천연 화장품 10종에 대한 호기성 생균과 대장균, 녹농균, 황색포도상구균 등 병원성균을 시험한 결과, C사의 '녹차 화장수'에서 호기성 생균이 검출돼 문제가 된 적도 있다.

홈메이드 천연 화장품은 더욱 조심해야 한다. 완전한 천연 제품은 하루 이상 실온에 보관하면 변질된다. 화장품 전문 제조기업과 달리 홈메이드 화장품의 제조 여건은 기껏해야 용기 소독과 냉장 보관 정도에 불과한 데다, 더욱이 만드는 과정에서 손 등에 있는 포도상구균, 대장균 등 미생물이 화장품 내용물로 유입될 확률이 훨씬 높으므로 각별히 주의해서 관리해야 한다.

제조법, 제조 공정뿐만 아니라 사용하는 사람도 각별한 주의가 필요하다. 천연 화장품이 세균이나 진균에 노출된 경우의 대부분은 사용자가 스파츌라를 쓰지 않고 손으로 떠서 사용한 경우가 많기 때문이다.

대부분의 천연 방부제들은 화학 방부제보다 강도도 약하고 유지 기간도 길지 않다. 식물성 성분들은 공기 중에 쉽게 산화하므로, 화학 성분 제품들과 비교할 때 훨씬 빨리 세균과 곰팡이가 번식하며 변질과 부패가 진행될 수 있다. 그러므로 항상 향이나 색이 변하지 않았는지 확인하면서 발라야 한다.

화장품을 조금이라도 좋은 상태로 오래 쓰기 위해선 보관 온도와 장소에도 신경을 써야 한다. 화장품 보관 온도는 마치 와인과도 같아서 8~12도로 유지해주면 좋은데, 너무 온도가 낮은 곳에 보관하면 물과 기름이 분리되거나 굳어지는 현상이 일어날 수 있으므로, 화장품 냉장고가 없다면 궁여지책으로 냉장고 문 쪽으로 가장 가까운 칸에 넣어두는 게 좋다.

화장품은 반드시 손가락이 아니라 스파츌라로 덜어 쓰고, 사용한 뒤에는 뚜껑을 꼭 닫자. 천연 방부제는 화학 방부제보다 지속력이 약하기 때문에 조심, 또 조심해야 한다.

천연 화장품이라고 주장하는 줄리O, 바디O, 키O 등의 제품은 대부분 유통기한이 6개월 이상에서 2년을 넘어가는 것도 많다. 물론 전성분을 보면 충실한 천연 화장품이 아님을 알 수 있지만 천연 방부제만으로 유통기한이 길어지기는 아직 검증된 제품이 그리 많지 않다. 또한 제품이 진열대의 강한 조명 밑에서 유지되고 있지 않은가. 화장품의 방부력을 다른 화학성분들이 대신하고 있지는 않은지 꼼꼼히 살피자.

요즘 나오는 몇몇 천연 화장품들은 유통기한이 3개월에서 심지어 1개월 정도밖에 안 되는 제품들도 있다. 화학 방부제를 넣지 않았다는 것은 유통기한이 확실히 증명한다.

화학 방부제가 들어가지 않은 천연 화장품을 구입했다면 반드시 업체가 제시하는 사용 기한과 개봉 날짜를 용기에 적어두자. 이상한 냄새나 변색은 이미 부패한 뒤에야 나타나는 현상이다. 천연 화장품의 사용 기간은 반드시 지켜야 한다.

천연 화장품의 '유기농' 더 꼼꼼히 살펴라

독일산 천연 화장품을 수입하는 한 업체의 마케팅 담당자는 "국산 천연 화장품은 없는 것이나 마찬가지"라며 "천연으로 평가할 수 있는 기준이 전혀 없으니 믿으라고 말할 근거도 없다. 고르기도 어렵고 팔기도 힘든 이중고에 처해 있다"라고 하소연한 적이 있다.

불과 몇 년 전만 해도 우리나라는 '천연'이나 '유기농'이라는 명칭을 화장품 및 광고에 사용하는 데 아무런 규제가 없었다. 그러나 다행히 식약청에서 2010년 1월 1일부터 유기농 화장품 표시·광고 가이드라인이 제정되어 유기농 화장품의 원료기준과 유기농 화장품 표시·광고 기준이 마련되었다. 국내에서 '유기농 화장품'이라 부르려면 합성원료는 5% 이하로 사용해야 하는 공통조건에 내용물의 전체 구성성분 중 95% 이상이 합성원료를 제외한 성분을 사용하고 전체 구성성분에서 10% 이상을 유기농 원료를 사용해야 하거나 물과 소금을 제외한 내용물의 전체 구성성분 중 70% 이상이 유기농 원료로 구성되면 된다.

제품명에 '유기농'이라는 말은 아무나 넣을 수 없다. 유기농 원료가 물과 소금을 제외한 전체 구성성분 중 95% 이상일 경우에만 제품명에 유기농이라는 말을 사용할 수 있다. 그러나 다른 해외기관과 달리 사용하지 말아야 할 합성원료를 분류 지정하지 않아 유기농이라는 이름을 붙이고도 파라벤이나 합성 계면활성제 등 문제가 의심되는 성분이 포함될 수 있어 아쉬움이 있다.

친환경이 생존의 문제로 대두되고 화장품 성분의 안전성 문제가 제기되며 유기농 화장품에 대한 소비자의 요구는 점점 늘어나고 있다. 그만큼 유기농 화장품 시장의 성장 속도도 눈에 띄게 빨라지고 있다. 그러나 앞서가는 소비자의식과 시장의 성장을 제도가 따라가지 못하는 실정이다. 즉 웰빙 화장품의 수요 및 공급은 급증하는 데 비해 이에 대한 관련규정이나 기본질서가 정립되지 못하여 유사 자연주의, 천연, 유기농을 표방한 화장품에 소비자들이 지속적인 피해가 우려되고 이를 관리·감독할 수 있는 국내 기관들은 부재하는 실정이다.

이에 반해 유럽에서는 오래 전부터 유기농 화장품에 대한 인증제도를 시행해왔다. 대표적인 인증기관은 BDIH, ECOCERT, COSMEBIO, IMO 등이 있다. 그 밖에 호주의 ACO, OFC, BFA, 뉴질랜드의 BIO-gro, 일본의 JAS 등이 있으며 미국의 농무성USDA은 2009년 기존의 규칙을 폐기하고 화장품에만 적용되는 녹색 유기농 보증제도를 도입했다.

각각의 유기농 인증기관들의 인증기준은 기관별로 차이가 있다. 금지 성분도 차이가 있고 유기농 화장품에 성분이 되는 유기농 경작물에 대한 심사기준도 다르다. 미국의 USDA ORGANIC의 경우 최소 3년 이상 화학비료나 유전자 조작 없이 재배된 원료나 그 원료를 95% 이상 함유하는 제품에 부여되며, 국제유기농업운동연맹IFOAM은 유기농업 실시 후 3년째부터 유기농 인증마크를 표시할 수 있다.

특히 까다롭기로 유명한 독일의 BDIH는 일찍이 독일 보건성의 자연화장품 가이드라인 제정을 기초로 유기농(자연) 화장품과 일반 화장품을 구분하는 경계를 결정하고, 천연원료를 검증하는 인증시스템이 잘 정착되어 있다. 천연원료에 대해 엄격한 기준을 적용하고 있고 국내에서는 너무나 흔한 파라벤류 등은 당연히 금지 성분이고 유기화학적, 인공향료색소, ethoxillierte 원료, 실리콘, 파라핀 등의 인공화학적 원료 사용을 금지하고 있다.

국내에서도 우후죽순처럼 생겨나고 있는 유기농 화장품에서 옥석을 가리고 소비자에게 바른 정보를 전달할 수 있는 신뢰할 수 있는 인증기관의 필요가 절실한 때다.

유럽의
코스모스 스탠더드 Cosmos Standard

유럽의 경우, 그간 각 인증기관마다 약간의 편차가 있었던 천연 및 유기농 화장품의 성분과 제조 과정 등의 기준에 대해 통일화 작업에 들어갔다. '코스모스 스탠더드 Cosmos Standard' 라 불리는 이 가이드라인은 화장품 회사들이 향후 천연 화장품 사업을 추진할 때는 반드시 'Green Chemistry(석유화학을 대신한)를 기반으로 제조, 유통, 판매를 해야 한다는 점' 등의 통합적인 기준을 명시하고 있다.

간단히 살펴보면 천연, 유기농 화장품은 전체 성분 중 적어도 95% 이상이 해당 성분이어야 하고, 화학적 처리를 거치더라도 허가된 과정 하에서 천연물 혹은 물리적 처리를 거친 천연물(유기농)로 구성되어야만 하며, 이러한 종합적인 사항을 공인된 인증기관에서 검증해야 한다고 밝히고 있다. 또 유기농 인증 제품과 자연 인증 제품을 구분해서 사용하기로 하고, 유기농 인증을 위한 제품은 'COSMOS-ORGANIC' 혹은 'THE COSMOS-ORGANIC' 이라는 로고를 제품에 라벨링한다.

제품에 있어서 전 프로세스에 걸쳐 책임 있는 인증기관의 기관명, 로고 등을 명기해야 하며, 전체 제품에서 유기농 비율이 어느 정도인지도 표기해야 한다. 예를 들면 'O% organic of total' 하는 식으로 말이다(2009년 3월 30일 시행. 2011년 1월 1일까지 유예기간을 둠).

코스모스 스탠더드가 향후 EU 화장품 시장에 진출하고자 하는 기업들에겐 일종의 무역 장벽의 역할을 할 거라고 정치적으로 받아들이는 계층도 있다. 그러나 화장품계의 세계적인 트렌드가 된 NOG Natural,

Organic, Green에서 통합된 가이드라인을 제시하는 것은 거래 당사자에게 적절한 선택을 할 수 있는 기회를 줄 수 있으며, 강력한 관리 기관의 존재는 소비자들을 한결 안심시킬 수 있을 것이다.

배합 금지 성분, 왜 유럽과 미국이 다를까?

미국 FDA가 화장품 배합을 금지시킨 성분과 EU에서 정한 금지 성분은 공통점도 있지만 다른 부분들도 많다. 예를 들어 자외선 차단 성분인 Camphor의 경우 유럽에서는 배합이 허용되지만 미국에서는 금지돼 있다. 왜일까? 각 나라 학자들의 견해가 달라서일까?

이 역시 '무역 장벽'을 서로 만들기 위해서이다. 전 세계 화장품 시장을 나눠먹고 있는 미국과 유럽은 서로의 화장품 시장을 개방해놓은 상태다. 개방은 했지만 남의 나라 물건이 내 나라에 와서 잘 팔리면 배 아프니 하나라도 덜 팔리게 할 방법을 강구한다.

따라서 미국은 유럽에서 잘 팔리는 제품의 성분 중 하나를 금지 성분으로 정하는 아주 우아한(?) 방법으로 자국 내 시장 진입을 막고 있다. 같은 방법으로 유럽 역시 미국을 견제하고 있다.

이렇게 천지가 개벽하고 있건만 국내 화장품 회사들은 강 건너 불구경을 하는 모습이다. 코스모스 스탠더드 기준에 부합하지 못하면 앞으로 유럽 내에서 화장품을 팔 수가 없다. 그런데 왜 시큰둥할까?

사실 대부분의 국내 화장품 회사들은 동남아나 중국 등 아시아권을 제외한 다른 나라에는 화장품을 수출할 엄두를 못 내고 있다. 특히 유럽은 미국 다음가는 큰 시장이지만, 화장품에 있어서만은 '유럽이 최고다'라는 자부심이 미국도 넘어설 정도로 강해 침투하기가 쉽지 않다. 전통과 명성을 자랑하는 굴지의 기업들이 이미 선점하고 있기에 더더욱 그렇다. 더 털어놓자면 국내사들이 아시아 시장에 본격적으로 관심을 갖기 시작한 것도 불과 몇 년 되지 않았다.

국내사들은 매출액의 70~80%가 내수로 유지되고 있을 정도로 내수 시장이 튼튼하다. 그래서 굳이 환영도 하지 않는 유럽에 진출해 이미지를 깎아 먹을 생각이 전혀 없다. 유럽에 진출할 생각이 없으니 유럽 기준에 따를 필요도 없는데 무엇 하러 사서 고생을 자처하겠는가. 우리나라 화장품 기업들은 애국심이나 신토불이를 강조하며 지금까지는 여타의 수입 화장품들을 제치고 1등의 자리를 놓치지 않고 있다. 그러나 소비자들은 더 똑똑해지고 더 많은 화장품 지식으로 무장하고 있으며, 내 피부를 위한 제품이라면 미국 것이든 유럽 것이든 개의치 않고 선택할 자세가 되어 있다.

전 세계가 이렇게 변화하고 있을 때 우리도 국제 기준에 발맞춰 천연, 유기농 화장품 제조 및 유통에 관한 가이드라인을 만들고 정비할 필요가 있다. 그것이 내수 시장도 지키고 소비자의 신뢰도 지킬 수 있는 유일한 길이다.

천연 재료는
오가닉이 아니면 의미가 없다

우리가 천연 성분을 찾는 이유는 피부에 좋지 않은 독성 화학 성분을 피하기 위함이다. 그런데 아무리 천연 성분이라 해도 중금속으로 오염된 땅에서 맹독성 농약에 의해 길러진 것이라면? 또 화장품 내용물 속 천연 성분들이 화학 성분에 의해 이미 오염되어 있다면? 그렇다면 애써 천연 성분을 찾는 의미가 없어질 것이다.

따라서 천연 재료는 100% 오가닉(유기농) 재배된 것이어야 한다. 단순히 농약을 쓰지 않은 무농약 제품과는 구분되어야 한다는 뜻이다. 천연 화장품은 농약, 화학비료, 항생제 등을 일절 사용하지 않은 천연의 재료, 가공 시 일절 화학 성분이 첨가되지 않은 것이어야 한다.

그런데 과연 그런 제품이 가능할까? 식재료조차 믿을 만한 유기농 제품을 구하기가 쉽지 않은 현실인데 말이다.

유기농 원료들은 익히 알고 있듯이 이름값만큼 단가도 높다. 그런데 원료가 비싼 것은 화장품 회사들에겐 0순위 제외 대상이다. 게다가 선진국에선 유기농 인증을 국가에서 관장하지만, 우리나라는 국가에서 인증해주지 않아도 제조업체 스스로 마크를 붙일 수 있다. 이런 사설 유기농 기관만 국내에 26~28개 정도 된다고 한다.

유기농 제품을 구매하려 해도 기댈 것은 기업의 도덕성밖에 없으니 안타까운 현실이다. 업체들의 양심을 기대해야겠지만, 오히려 고양이에게 생선 가게를 맡긴 꼴은 아닌지….

이에 천연 화장품에 쓰이는 식물 추출물과 천연 성분들 중에서도 주의가 필요한 것들을 간단하게 정리해보았다. 화장품 회사들은 "무엇이든 땅에서 자라는 것들이 피부를 좋게 변화시킨다"고 광고하지만, 어떤 식물이 정확히 피부에 어떻게 작용하는지에 대한 일치된 의견은 어디에도 없다.

예를 들어 '임페리타 실란드리카', '화이트 피오니 플라워', '크리스티 마린' 등과 같이 최근 천연 성분을 강조하기 위해 쓰이는 이국적이고 생소한 식물들이 있는데, 이런 식물들은 관련 데이터조차 충분히 축적되지 않아 안전성 여부를 판단하기 어려운 것이 사실이다.

필자들은 '오랫동안 사용된 성분들이 진부해 보여도 안전하다'고 판단한다. 담배가 독성이 있는 식물인 것처럼 식물성 성분이라고 무조건 다 좋은 것은 아니다. 독성, 알레르기 유발, 피부염 유발, 피부 건조 혹은 너무 기름지게 만드는 등 치명적인 성분을 포함한 천연 재료들도 있다. 그뿐인가? 장기간 사용 시 피부를 민감하게 만들기도 하고 광독성(햇빛을 받으면 독성 물질로 변하는 현상)이 있는 물질도 있다.

천연 재료의 효능만 듣고 부작용을 간과해서는 안 되며, 아무리 천연 재료라도 자신의 피부에 맞는 것을 골라 쓰는 지혜가 필요하다.

주의해야 할 천연 성분

- 계피나무 : 임신 중 사용 금지. 피부에 심한 자극 반응.
- 그레이프푸르츠 : 바른 후 강한 햇빛에 노출되면 피부 자극.
- 라벤더 : 임신 초기 사용 금지.

- 레몬 : 민감 피부에 자극.
- 레몬그라스 : 민감 피부에 자극.
- 로즈마리 : 임신 초기에 사용 금지.
- 마조람 : 임신 중 사용 금지.
- 만다린 : 광독성이 있어 햇빛을 받으면 독성 성분으로 변함.
- 멜리사 : 임신 중 사용 금지(월경을 정상화시킴).
- 몰약 : 장기간 사용 시 피부 건조.
- 바질 : 임신 중 사용 금지, 민감 피부 자극.
- 베르가모트 : 민감 피부 자극, 버갑탄이라는 물질이 피부 태움(tanning)을 촉진.
- 블랙페퍼 : 피부 자극.
- 솔잎 : 독성이 있으므로 장기간 사용 금지.
- 오렌지 : 피부에 장기간 사용 시 민감한 피부 자극, 광독성.
- 일랑일랑 : 염증 피부, 여드름 피부 사용 금지.
- 장미 : 임신 중 사용 금지.
- 재스민 : 임신 중 사용 금지.
- 주니퍼 : 여드름 피부, 염증 피부 사용 금지.
- 카다몬 : 여드름 피부, 염증 피부 사용 금지.
- 카모마일 : 임산부 사용 금지.
- 파츌리 : 단기간 사용 시 피부 진정 효과 있으나 장기간 사용하면 자극이 심함.
- 페퍼민트 : 임신 중 사용 금지, 모유 수유 중인 임산부도 사용 금지.
- 펜넬 : 피부 감작 반응(민감).
- 히솝 : 임신 중 사용 금지.

아로마 오일마저도
짝퉁이 있다

루이비통, 샤넬, 구찌, 에르메스 등 유명 해외 브랜드들의 가방, 신발, 시계 짝퉁 사건이 터진 지 얼마 지나지 않아, 정식 유통 채널이 아닌 인터넷, 남대문 수입상가 등에서 팔리는 해외 명품 화장품들도 대다수가 가짜라는 보도가 나왔다. 중국에 이런 가짜 화장품만 전문적으로 만드는 곳이 수십 군데라고 하니, 소비자로선 그나마 제대로 된 유통 채널을 믿는 수밖에 없다. 그런데 아로마 테라피(향기 요법)나 화장품, 비누 등의 재료로 주로 쓰이는 아로마 오일에도 짝퉁이 있다면?

수증기 증류법, 냉압착법, 용매 추출법 등의 정제 과정을 거쳐 만들어지는 아로마 오일에도 천차만별의 등급이 있다. 대부분은 수입품으로(생산 국가나 브랜드의 인지도에 따라 등급이 결정되지는 않는다) 브랜드에 대한 정보도 부족하며, 현지의 생산업체들은 중소기업인 경우가 많다고 한다.

우리가 생각하는 정도의 효능을 기대할 수 있는 등급을 가진 제품은 재증류나 정제 혼합을 거치지 않은 순수 아로마 오일들인데, 가격이 그야말로 엄청나다. 예를 들어 로즈 오일 1kg을 생산하려면 장미꽃 3~4톤이 필요하다. 장미가 원체 비싼 꽃이다 보니 10ml 정도의 오일 값이 최저 30만 원이다. 치료 등급 오일인 경우는 더욱 비싸다.

바디 용품 회사에서 파는 아로마 오일들은 강한 향과 낮은 원가를 중시하므로 이런 등급의 오일들과는 거리가 멀다. 저렴한 화학물 희석제나 합성된 에센셜 오일을 첨가하기도 하고, 심지어 인공 향을 사용하기도 한다.

M사는 자사의 로즈 오일을 3,000원에 팔았는데, 만약 그 제품에 장미 꽃잎이 단 한 개라도 사용되었다면 감히 기적의 가격이라고 부를 만한 일일 것이다. 아무리 최저 단가를 맞춘다 해도 불가능한 가격이므로 인공 향을 사용했다는 결론을 내릴 수밖에 없다.

저가의 미네랄 오일과 인공 향을 섞으면 그럴 듯한 아로마 오일로 둔갑한다. 재스민 오일 같은 경우도 9가지 화학 성분을 적절한 양으로 조합하면 천연 추출물을 전혀 첨가하지 않고도 거의 흡사한 향을 만들 수 있다. 제조비용은 10분의 1 미만으로 줄어든다. 천연 향의 분자 구조와 같은 화학 구조를 인위적으로 만들면 비슷한 향을 만들 수 있는 원리인데, 이는 유독 향수 제품에 짝퉁이 많은 이유이기도 하다.

경력이 오래된 아로마 테라피스트들도 오일 제품의 품질을 구별할 기준이 없어 믿을 만한 회사의 제품을 선택하는 게 좋다고 할 정도니, 답답한 심정이다. 다만 지금 상태에서 확실한 것은, 아로마 제품은 비싸다고 모두 좋은 것은 아니지만, 일단 너무 싼 것은 의심해봐야 한다는 것이다.

저가의 중국산 제품은 식품, 화장품뿐만 아니라 농산물 등 전방위에서 문제가 되고 있다. 그런데 식약청에서 주관하는 중국산 농산물의 농약 잔류 여부 검사는 중국에 등록된 농약 136종 중 78종이고, 농약의 종류를 무작위로 선정해서 표본 검사하는 것은 16종이며, 나머지 42종은 검사하지 않는다고 한다. 42종의 농약이 함유된 농산물이 국내에 수입되더라도 속수무책인 것이다.

식탁도 위험하지만, 화장품에 사용되는 식물 성분 재료는 관리가 더욱 부실하다. 자연주의 미용법 열풍으로 어디서나 쉽게 구입할 수 있게 된 천연 곡물팩의 경우도 말은 국산이라고 해놓고 실은 중국산이거나 섞어 파는 업체들이 대부분이라고 한다. '메이드 인 차이나' 없이 살기란 이제 불가능하다는 말도 있지만, 먹는 것도 피부에 바르는 것도 각별히 유의해야 한다.

Cosmetics Counseling

앞으로 천연 화장품을 쓰고자 할 때는 유럽에서 판매되는 모든 제품에 적용될 코스모스 스탠더드를 적극 활용하자. 우리가 원하는 천연 화장품을 고르는 데 좋은 틀을 제공해줄 것이다.
또 미국환경협회(EWG, www.ewg.org)의 홈페이지에 접속하여 그 산하의 화장품 관리 감독기관인 'Safe Cosmetic'에 들어가면, 'Skin Dip'이라는 코너에서 화장품의 유해도를 확인할 수 있다. 영어로 성분명을 치면 0~2의 녹색은 안전, 3~6의 노란색은 무난, 7 이상의 빨간색은 유해하다는 뜻이며, 브랜드별 제품들의 정보도 확인할 수 있다.

홈메이드 화장품은 대안이 아니다

　　　　　　우리는 하이테크놀로지 사회에 살면서도 오히려 '핸드메이드', '수공', '손맛', '집에서 직접' 같은 문구에 점수를 더 주는 경향이 있다. 무엇이든 손으로 직접 만들었다고 하면 공장에서 찍어낸 물건보다는 좀 더 정성스러워 보이고 안심이 된다. 즉 장인 정신이 깃들어 있을 거라는 환상을 갖고 있는 것이다. 그러나 아시다시피 장인이라는 칭호는 아무에게나 주어지는 것이 아니다.

　여러분은 홈메이드와 핸드메이드의 차이를 아는가? 핸드메이드는 말 그대로 수작업을 통한 공정을 말한다. 핸드메이드야말로 장인 정신이 깃든 프로페셔널한 작업이라는 의미가 내포되어 있는 말이다. 그러나 홈메이드는 집에서 쉽게 만들 수 있다는 약간의 편리성을 의미할 뿐 전문성과는 거리가 멀다.

예를 들어 월드스타 비는 영화 『닌자 어쌔신』을 찍을 때 6개월간 몸을 만들었는데, 체지방 0%를 만들기 위해 분야별, 부위별로 투입된 전문가가 10명 이상이었다고 한다. 아무리 운동을 꾸준히 하던 사람이라도 (꾸준히 하던 사람이기에 더 힘들었을 것이다) 체지방 0%를, 그것도 6개월 만에 만든다는 것은 불가능에 가까운 일이다.

그런데 전문가의 도움 없이 그냥 책을 보고, 아니면 인터넷 검색으로 식단을 짜고 알음알음 들은 지식으로 웨이트트레이닝을 했다면 과연 목적을 이룰 수 있었을까?

홈메이드 화장품의 근거 없는 레시피

피부 또한 마찬가지다. 노화를 늦추고 젊고 아름다운 피부를 유지하려면, 또한 내 피부의 결점을 개선하고 해결하려면 전문가의 노하우가 필요하다. 그런데 요즘 나와 있는 천연 화장품 제작 레시피를 보면, 집에서 요리하듯 쉽게 따라할 수 있게 되어 있다. 공정이 어렵지 않아 전문성을 요하지 않는, 그야말로 '홈메이드' 라는 것이다.

시중에는 천연 화장품 만드는 법을 알려준다는 책이 많이 나와 있다. 필자들 또한 참고삼아 몇 권 들춰보기도 했다. 그런데 이런 부류 책들의 가장 심각한 문제점을 지적한다면, 레시피에 근거가 없다는 점이다. 화학을 기초로 했는지, 민간요법인지, 한방인지, 그것도 아니면 동의학(중국 의학) 또는 아유베다인지….

심지어 '피부에 비타민 C를 공급하기 위해 사과 에센스를 만들자. 사과에는 비타민 C가 많으니까…' 라는 식의 근거 없는 글도 많았다.

비타민 C는 수용성이어서 피부막을 거의 통과하지 못한다. 그래서 어떤 화장품 회사에서는 비타민 C 입자를 지용성 캡슐에 싸서 화장품을 만든다. 또 피부 관리실에서는 이온토프레시스라는 장비를 사용, 이온 차를 이용해서 피부 속에 침투시키기도 한다.

이런 레시피를 쓴 사람은 피부의 구조와 흡수율을 공부하지 않은 문외한이며, 시중에 나와 있는 천연 화장품 레시피라는 것도 다양한 임상 경험이나 실험들이 축적되지 않은 근거 없는 민간요법이 대부분이다.

화장품은 전문가가 만들어야 한다

화장품을 만들 때는 여러 가지 화학적인 요건이 필요하며, 배합품을 피부에 흡수시켜야 한다는 중대 과제를 안고 있다. 어떤 성분이 어떻게 해서 피부에 좋을 거라고는 짐작할 수 있지만 분자구조를 고려해서 어떻게 피부에 흡수시킬 것인지, 그냥은 안 된다면 어떻게 쪼갤 것인지, 어떤 성분끼리 만나면 독성 성분으로 바뀌는지에 대해 알고 있어야 한다. 또 서로 다른 모양의 분자구조가 합쳐지면 피부에 발랐을 때 밀리므로 이를 방지하는 것도 상품 개발의 중요한 포인트다.

녹차가 피부에 좋다 하지만, 광독성 물질 역시 포함돼 있어 대부분의 화장품 회사는 이 물질을 제거하고 화장품에 적용한다. 항노화를 목적으로 사용되는 비타민 C, E는 상당히 불안정한 물질이다. 화장품 회사 연구원들도 이 성분들을 화장품 내에서 어떻게 안정시킬지가 큰 과제이다.

신맛의 과일에는 비타민 C뿐만 아니라 시트릭산 같은 과일산이 많으므로 그대로 화장품에 사용하면 pH가 낮아져 피부 트러블을 유발할 수 있다. 또 이런 제품을 장기간 사용하면 오히려 피부가 건조해진다. 일반인이 이런 것을 다 고려해 손수 화장품을 만들 수 있을까? 화장품을 만드는 것만은 전문가에게 맡겨야 하는 이유다.

만약 여러분이 독학으로 얻은 지식으로 감기약 또는 진통제를 만들어 친구에게 권한다면 그들이 과연 먹을까? 대부분의 사람들은 약사가 만들지 않은 약은 절대 먹으려 들지 않을 것이다.

홈메이드 제품들은 전문성이 떨어지는 것 말고도 더 큰 약점을 갖고 있다. 시판 제품들은 이미 연구소에서 품질, 안정성, 유효성 등의 시험으로 그 효과를 어느 정도 검증 받지만, 홈메이드 화장품에는 피부에 효과가 있는지 없는지에 대한 어떤 과학적인 검증 자료도 없다. 혹시 자기 자신이나 가족에게 실험해볼 수는 있겠지만, 이는 소중한 피부에게 너무 가혹한 처사다.

각종 인터넷 사이트나 책마다 화장품 성분을 배합하는 비율이 천차만별일 뿐만 아니라 실제로 주름 제거, 미백 효과나 아토피 개선 등의 유효성을 확신할 수 없는 것은 바로 이런 이유에서다.

또한 화장품을 사용할 수 있는 기간은 방부제의 사용 유무와 직결된다. 방부제를 전혀 첨가하지 않은 홈메이드 화장품이라면 스킨, 로션 등 종류에 따라 달라지지만 보통은 한 달 이내에 써야 한다. 천연 방부제를 첨가하면 사용 기간이 조금 늘어날 수는 있겠지만, 이들 성분을 배합하면서 배합 비율이 맞지 않거나 보관에 주의를 기울이지 않는다면 오히려 더 큰 문제를 야기할 수 있으므로 위험하다.

화장품은 매일 평생에 걸쳐 발라야 하는 우리 생활 속의 필수품이다. 믿을 수 없는 화장품 회사들의 횡포에 화가 나는 심정도 이해하지만, 그렇다고 직접 만들어 쓰는 것은 올바른 대안이 아니다. 화장품을 만드는 일은 의약품처럼 전문가에게 맡기고, 우리는 화장품 회사들이 소비자를 속이지 않는 좋은 제품을 만들 수 있도록 끊임없이 감시하고 의견을 피력하는 노력을 해야 한다.

Cosmetics Counseling

그나마 팩이나 천연 비누 정도는 전문가의 도움 없이 만들어 쓸 수 있다. 특히 팩은 매일 하는 것이 아니라 일회성에 그칠 수 있기 때문이다. 그러나 천연 재료의 경우엔 '약재'에 해당되는 것이 많아 전문가와의 상의 없이 장기간 사용하면 독성 반응이 생길 수 있다는 점에 주의하자.

소량만 발라도 충분하다 | 내 피부에 맞는 성분 찾는 법 |
무독성 비누, 내 손으로 만들어 쓰자

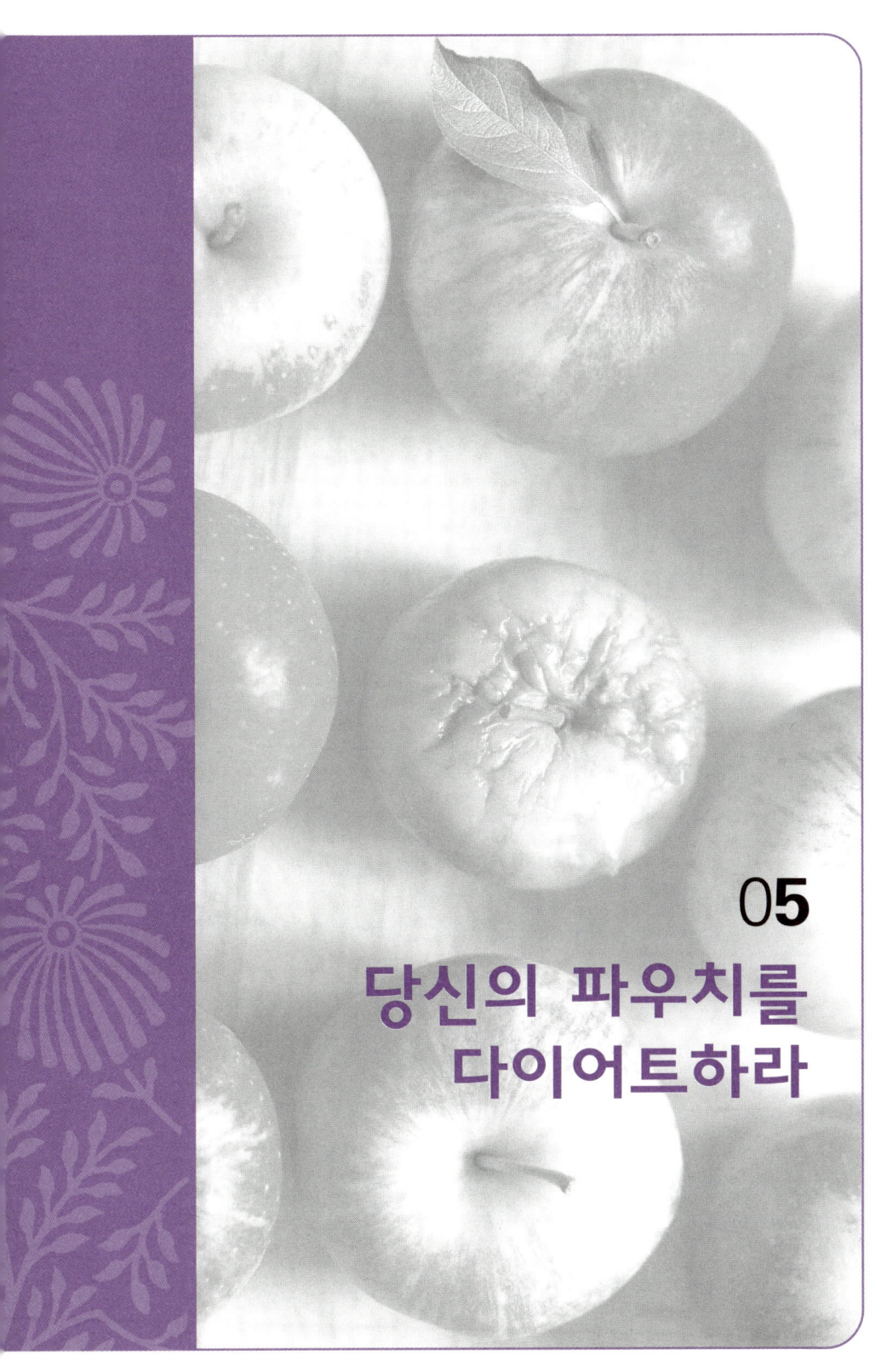

05
당신의 파우치를 다이어트하라

최소량만 발라도 충분하다

　　　　　피부는 우리가 보고 만지는 표피, 그 밑의 진피, 그리고 가장 맨 아래에 자리한 피하지방, 이렇게 세 가지를 합쳐 부르는 말이다. 각 층의 피부들이 모두 상태가 좋아야만 표피가 아름다워 보일 수 있다. '피부에 문제가 있다'고 하는 말은 단순히 표피의 문제만은 아니라는 말이다.

　하지만 우리는 우선 눈에 보이는 부분인 표피층의 문제를 해결하지 못해 고민이다. "내 피부는 너무 건조한 것 같아! 뭘 써야 탱탱 피부가 될 수 있을까?"

　특히 목욕탕에서 한 시간쯤 사우나를 즐기고 나면 너무나 뽀얗고 탱탱해진 피부에 자신조차 반할 지경이다. 목욕탕의 환경이 피부에 충분한 수분을 공급해서 피부 상태가 최상으로 보이기 때문이다.

우리의 열망이 이렇기에, 화장품 회사도 그 부분에 주력한다. 주름 개선 화장품이든, 미백 화장품이든 모든 화장품은 표피의 보습에 포커스를 맞춘다. 사실 보습이 안 되는데 어떻게 주름이 펴지고 피부가 뽀얗게 되겠는가?

그러나 그럼에도 불구하고 피부가 개선이 안 된다고 느끼는 이유는 무엇일까. 문제는 너무 많이 바르기 때문이다.

우리가 늘 바르는 로션, 에센스, 크림, 심지어 스킨 등 거의 모든 화장품에 보습제가 들어 있다. 이걸 죄다 바른다는 것은 식사를 하면서 밥과 우동과 스파게티와 자장면을 한 그릇에 넣고 비벼 먹는 것이나 마찬가지다. 제각각의 음식은 모두 맛있지만 탄수화물 과잉으로 비만이 되지 않겠는가?

우리의 피부는 말은 하지 않지만 지금까지 이런 잡탕밥을 먹어온 것이나 다름없다. 물론 수분 크림 한 통을 한 번에 다 바른다고 사우나에서나 가능한 그런 피부 상태가 될 리도 없겠지만 말이다.

달콤한 수분 제품의 함정

화장품 보습제에는 두 가지 기전이 있다. 첫째, 휴멕턴트(humectant, 사전상 의미는 보습제)로 글리세린이나 프로필렌글리콜, 솔비톨, 하이루론산, 판테놀 등이 여기 속한다. 이 성분들은 스펀지라고 생각하면 쉽다. 즉 피부에 수분을 공급하는 게 아니라 공기 중의 수분을 흡수하여 머금고 있다가, 스펀지를 떼어내면 수분도 없어지듯 성분이 사라지면 수분도 함께 사라진다. 즉 피부에 수분을 공급하는 개선책이 아니라, 지금 당장 피부에 수분이 머물도록 하는 미봉책 정도로 생각하면 되겠다.

이 스펀지에는 얄궂은 점이 하나 있는데, 만일 공기 중에 수분이 별로 없으면 피부 속의 수분을 빼앗아 머금는다는 점이다. 이렇게 되면 분명 보습제를 바르는데도 피부는 더욱 건조해지는 악순환이 일어난다. 건조한 겨울에 번들거릴 정도로 수분 크림을 발랐는데 여전히 당기는 느낌이라면 바로 이런 경우이다.

물째, 에몰리언트(Emolient, 유연제)는 다른 말로 연화제라고 불리기도 하는데, 피부에 유성 성분을 공급하고 유분막을 만들어 수분이 증발하지 못하게 하는 역할을 한다. 대부분의 미네랄 오일, 호호바 오일, 알란토인 등이 이에 속한다. 우리에게 친근한 바셀린이 대표적인 에몰리언트 성분 물질이다.

얼핏 휴멕턴트보다 에몰리언트가 더 괜찮은 보습 성분으로 생각될 수 있지만, 문제는 그렇게 간단하지 않다. 두 성분이 제각기 장단점을 갖고 있어 어느 한쪽이 완벽하니 다른 한쪽은 피하라고 할 수 없기 때문이다.

먼저 휴멕턴트의 경우 너무 많이 바르면 피부의 항상성이 무너진다. 원래 피부는 자연 상태, 즉 스트레스가 없는 상황이라면 아무 것도 바를 필요가 없다. 우리를 창조한 신이 이미 천연 로션(피지)과 스킨(땀)을 배출하도록 몸에 프로그래밍하고 생산 설비도 갖춰놓았다.

그러나 외부로부터 과다한 수분과 피지가 공급되면 우리의 유·수분 조절 시스템은 당황해서 배출량을 비정상적으로 늘리거나 아예 줄여버린다. 결국 자가 조절 능력을 상실해버리는 것이다. 보습제의 역할은 우리의 항상성 시스템에 보조를 맞추는 일이지, 새로운 시스템을 만드는 일이 아니다. 절대 화장품은 우리의 피부를 구원할 구세주가 아니다.

에몰리언트의 문제는 널리 알려졌다시피 모공을 막는다는 데 있다. 인간은 폐호흡뿐만 아니라 피부호흡도 한다. 땀구멍으로 흡입된 산소는 모세혈관의 혈액과 상호작용을 하는데, 이는 전체 호흡의 0.6%에 해당한다. 한의학에서 정화법으로 권하는 풍욕은 피부 호흡을 극대화시켜 몸의 독소를 배출시키는 원리이다. 0.6%라 해서 절대 우습게 볼 일이 아니라는 얘기다.

에몰리언트를 과하게 사용하면 자연스러운 피부호흡이 정지되는데, 이모님들이 "나는 화장을 오래 해서 피부 다 버렸어"라고 말씀하시는 경우가 그런 상태다.

또 영양 크림을 너무 많이 사용하면 피부는 피지를 만들어내지 않아도 되는 줄 알고 피지 생성을 게을리 한다. 그러면 시간이 흐를수록 피부는 점점 더 건조해지고, 당기니까 더 많은 양의 영양 크림을 바르고, 다시 더 건조해지는 악순환의 고리가 시작된다. 과다하게 바르는 통에 흡수되지 못한 여분의 성분들은 피부에 노폐물로 쌓이고, 그 노폐물을 처리하는 과정에서 활성산소가 방출돼 결국 피부의 노화를 부추긴다.

피부에 수분을 머물게 하는 일은 매우 중요하다. 미봉책에 불과하더라도 지금 당장의 건조함을 해결해야 피부에 이롭다. 그러나 '소식하면 장수한다' 는 말처럼 피부에는 필요한 만큼의 수분과 영양분만 공급하는 것이 중요하다. 젊고 아름다운 피부를 위한 비법은 남들이 모르는 특별한 무언가를 더 발라주는 일이 아니라 지금 있는 화장품들을 다이어트 하는 데 있다.

화장품 업계는
내가 먹여 살린다

직장인 김태희 씨는 아침에 일어나서 클렌징 폼으로 세안하고 샴푸와 린스로 머리를 감고 바디 클렌저로 샤워한다. 샤워를 마친 뒤 바디 오일과 바디 로션을 정성껏 몸에 바르고 얼굴에는 스킨-에센스-로션-세럼-크림-자외선 차단제의 순으로 잊지 않고 꼼꼼히 바른다. 이어서 메이크업베이스, 파운데이션, 파우더 볼터치를 해준 뒤 아이섀도, 마스카라, 아이라이너를 사용해 선명한 눈매를 만든다. 이제 립스틱을 발라 건강한 입술 표현을 해준 뒤 피부에 입체감을 주는 하이라이트용 제품을 마무리로 바르고 총총히 집을 나선다.

직장에서는 틈틈이 건조해진 손을 위해 핸드크림을 발라주고 건조한 얼굴에는 미스트를 뿌려준다. 퇴근해서는 먼저 클렌징 로션으로 화장을 한번 지우고 눈가 전용 리무버를 사용해 아이 메이크업을 꼼꼼히 지운다. 이제 욕실로 들어가 클렌징 폼으로 세수를 하고 스킨-로션-에센스-수분 크림을 다시 순서대로 바른다. 오늘따라 얼굴이 좀 칙칙해 보여 스페셜케어로 미백 전용 크림을 덧발라주었다.

하루 종일 힘들었던 발에는 풋 로션을 바르고 살짝 마사지를 했다. 문득 손을 보니 엊그제 바른 네일 에나멜이 조금 심심하게 느껴진다. 그녀는 리무버를 이용해 매니큐어를 지우고 자신이 좋아하는 연초록색 네일 에나멜 매니큐어와 페디큐어를 고쳐 바르고 공들여 말린 뒤 잠자리에 들었다.

아마 낯설지 않을 것이다. 독자 여러분들도 이 글을 읽으며 '이 정도는 나도 바르는데?' 라고 생각했을지도 모르니 말이다.

경기 불황이 예상되는 가운데에서도 2009년 우리나라 화장품 시장은 6%대의 성장세를 이어가고, 매출액 규모도 7조 원을 돌파할 거라는 전망이 나왔다고 한다. 사실 1998년 외환위기 당시에도 경제 성장률 -6.9%의 하락세, 민간 소비 증가율 -13.4%에도 불구하고 화장품 시장은 -0.2% 하락에 그쳤을 만큼 국내 화장품 내수 시장은 기초 체력이 튼튼하다. 그렇기 때문에 다른 산업에 비해서는 경기의 영향을 덜 받는 편에 속한다.

국내 화장품 시장은 마켓 사이즈로만 봐도 세계 7, 8위 수준이다. GDP(국내총생산) 순위가 13, 14위인 것과 비교하면 꽤 높은 순위로 선전하고 있지 않은가?

과소비에 엄격한 잣대를 들이대는 사회 분위기지만 화장품 소비에 대해서만은 상대적으로 관대한 것도 사실이다. 이는 인재가 자산인 나라이다 보니 자신에게 투자하는 것을 경쟁력의 차원으로 받아들여서가 아닌가 싶다.

하루 36번, 온몸에 독을 바르는 해프닝

2년 전 한 리서치 회사가 화장품 관련 설문 조사를 했는데, 화장품을 가장 많이 소비하는 계층은 30대 여성으로 기초 제품을 평균 8개, 색조 제품은 평균 7개를 사용한다고 한다.

앞선 예처럼 매일 아침저녁으로 최소한 두 번씩 기초 제품을 바르고 그 위에 메이크업 제품으로 화장을 하고 때때로 화장을 고친다고 생각하면 정말 많은 화장품을 얼굴에 바르고 있는 것이다. 이뿐인가? 여기에 핸드크림이나 풋 로션, 샤워를 매일 하는 분이라면 바디 로션, 바디 오일까지, 실로 피부에 너무 많은 양의 화장품을 흡수시키고 있다.

화장품을 사용하면 아무리 소량이라지만 독성 성분이 첨가된 화학 제품들을 하루에 무려 36번 몸에 흡수시키는 꼴이 된다.

특히 요주의 성분인 파라벤. 가장 싸고 쉽게 만들 수 있는 방부제인 이 파라벤은 대안이 없다는 이유로 여전히 애용되고 있다. 심지어 천연 화장품이라고 이름난 브랜드의 제품에서도 2~3종의 파라벤이 첨가된 것을 확인할 수 있다.

화장품 회사는 "파라벤이요? 몸에 역치점 이상의 독성이 쌓이려면

300살 이상은 살아야 문제가 나타날 겁니다"라고 자신만만하게 말한다. 화장품 각각에 들어 있는 양만 계산해서 이런 주장을 하는 모양인데 300년이라는 계산 근거도 불분명하거니와, 우리가 어떤 화장품이든 '하나만' 쓰지는 않는다는 점을 간과한 발언이다.

여러분 화장대의 화장품들, 바디 용품들의 전성분 표시를 확인해보라. 정말 끔찍한 계산이지만 만일 우리가 쓰는 제품들 중 18가지에 이 요주의 성분이 들어가 있다면, '문제'는 300년이 아니라 11년 정도면 발생하는 셈이 된다.

필자들이 화장품의 가짓수를 줄이라고 목 아프게 떠드는 데에는 불필요한 낭비 외에도 독성 성분에 대한 안전성 확보라는 중요한 의미가 담겨 있다.

자신만의 only one을 찾아라

더 이상 심리적 만족감을 위해 피부를 혹사시키지 말자. 기술의 진보가 어디까지 갈지는 아무도 모르지만, 현재 화장품에서 독성 성분을 뺄 수 있는 기술은 아직까지는 없다. '많이' 바르다가는 제품의 실질적 효과를 보기에 앞서 독성의 역치점에만 가까워질 뿐이다.

필자들은 앞에서 이름만 다를 뿐 성분이 같은 화장품들을 낱낱이 알려주었다. 소비자가 느끼는 것은 제형의 차이인데 이는 곧 바르는 느낌(발림성)의 차이일 뿐인 것이다.

로션을 발랐을 때는 괜찮은데 크림을 바르면 번들거리는 느낌이라면 로션을 바르면 되고, 로션을 바르면 당기는 기분인데 크림을 바르면 촉촉한 느낌이라면 로션 생략하고 크림만 바르면 된다. 만일 로션, 크림 둘 다 번들거리는 사람이라면 에센스나 세럼 타입을 선택하면 된다. 이걸로 충분하다. 순서대로 로션, 크림, 에센스 모두 발라봐야 피부 위에서 섞이기만 할 뿐이다.

필자의 지인 중에는 캐나다에서 박사과정을 밟고 있는 친구가 있다. 유학 초창기에 외국인인 학교 실험실 사람들과 캠핑을 갔는데, 그 친구가 화장품 바르는 모습을 보고 다들 기겁을 했다고 한다. "피부에 무슨 문제 있어? 왜 그렇게 많이 발라?"라면서 말이다.

그 친구는 그냥 스킨-로션-에센스-나이트 크림 정도를 발라주었다고 한다. 그것도 여행 중인지라 늘 쓰던 몇 가지는 생략한 거였다.

남들은 어떻게 하나 보니 세안 후에 니베아 크림 하나 달랑 바르더란다. 이쪽 눈에는 오히려 그들이 문화적 충격(?)이었지만, 지금은 그 친구도 'only one'의 길을 가고 있다. 화장품을 멀리했다고 해서 그녀의 피부가 거북이 등딱지처럼 되었을까? 없던 기미, 주름이 자글자글 생겼을까? 천만의 말씀이다. 중요한 것은 피부에 아무 일도 일어나지 않았을 뿐만 아니라 오히려 더 좋아졌다는 사실이다.

버릇처럼 순서대로 쓰던 화장품을 당장 멀리하려고 하면 겁부터 날 것이다. 이해한다. 필자들도 처음엔 그랬다. 우리나라처럼 미모가 권력이고 피부를 위해 수조 원을 지출하는 나라에서 '화장품 미니멀리즘'은 자못 위험한 주장일 수 있다.

하지만 일주일만 실제로 해보자. 그간 화장품의 무게를 견디느라 힘들었던 피부가 숨구멍이 열렸다고 행복한 비명을 지를 것이다.

오늘부터 당장 집에 있는 화장품들로 하나씩 실험해보자. 로션 타입이든, 크림 타입이든, 에센스 타입이든, 하루에 하나씩만 적용해보면 하나만 발라도 건조해지지도, 당기지도 않는 제품이 있을 것이다. 그것이 여러분의 'only one'이다.

Cosmetics Counseling

화장품 회사는 제품을 팔 때 콩알 또는 진주알 크기만큼 바르라며 한 회 사용량을 알려준다. '미백 4주 프로그램' 이런 식으로 한 회 분량이 따로따로 포장돼 나오기도 한다. 그런데 그 사용량은 과학적으로 측정하고 임상 실험을 거친 것일까? 절대 아니다. 대부분은 화장품을 빨리 사용하게 해서 재구매하게 만들려는 상술이다. 정해준 양만큼 바르다 보면 피부에서 밀리거나 흡수되지 못하고 번들거리기 마련이다.

일단은 제품을 바르고 30초에서 1분 정도 두드려 흡수시킨다. 그리고 10분 정도 지났는데도 여전히 번들거리거나 겉도는 느낌이 든다면 사용량을 줄여야 한다.

내 피부에 맞는 성분 찾는 법

아마 여러분은 내 피부에 맞는 단 하나의 화장품을 찾기 위해서는 정확한 '피부 타입'을 아는 것이 중요하다고 생각할 것이다. 그런데 화장품 매장 직원들이 판단해주거나 피부 타입 체크리스트를 작성하거나 해서 알고 있는 정보를 너무 철썩 같이 믿고 있지는 않은가?

피부 타입은 예전에는 피지 분비량에 따라 건성, 지성, 중성의 3가지로 나누었는데 요즘은 좀 더 세분화되어 진피 건성 피부, 표피 건성 피부, 복합성 피부, 예민 피부, 여드름 피부 등등으로 나누기도 한다.

필자의 친구 하나는 그간 자신의 피부 타입이 '지성'이라고 굳게 믿어왔다. 소싯적에 갔던 피부 관리실에서 지성 피부라 각질이 과다하게 쌓여 있다며 해초 박피를 권했기 때문이다. 그런데 몇 년 뒤 화장품을 사러 갔더니 매장 직원이 피부에 수분이 너무 모자란다며 '건성 피부' 진단을 내렸다. 그리곤 악건성용 수분 크림을 추천했다고 한다.

혼란을 느낀 친구는 이번에는 피부과를 갔다. 피부과에서는 '예민 피부'로 진단하며 모세혈관을 튼튼하게 해준다는 IPL을 권했다. 피부 전문가라고 자부하는 사람들이 한 사람의 피부를 놓고 서로 다른 이야기를 하고 있는 것이다(이는 주변에서 종종 일어나는 일이니 여러분에게도 그리 생소한 이야기는 아닐 것이다).

누구의 말은 맞고 누구의 말은 틀린 것일까? 아니면 이 친구는 지성이기도 하고 건성이기도 하면서 게다가 예민하기까지 한, 엄청난 문제 피부 타입인 것일까?

피부는 단순하지 않다

피부는 줄기세포로부터 분화되어 평균적으로 1만 7,000cm²의 면적을 덮고 있는 우리 몸에서 가장 큰 기관이다. 물리적인 갑옷 이상의 수많은 기능을 담당하고 있는 살아 있는 세포이기도 하다. 사계절의 변화를 겪고 자동차 배기가스가 가득한 도심과 물 좋고 공기 좋은 장소에 노출되기도 하고, 건조한 실내뿐만 아니라 아주 습한 사우나 등 변화무쌍한 환경에도 수시로 적응해야 한다.

얼굴이 다르고 성격이 다르듯 여러분 각자의 피부는 모두 다르다. 세상에 같은 지문이 존재하지 않는 것처럼 부모에게 받은 DNA조차 부모와 닮았지만 같지는 않다.

이런 우리 고유의 DNA가 피부의 두께, 모낭의 크기, 호르몬 시스템에 의한 피지 양 ,피부 색상과 결을 결정한다. 그러므로 백인백색의 피부를 대여섯 가지 타입으로 나눈다는 것 자체가 무리인 것이다.

여기까지 읽은 여러분이라면 이쯤에서 이런 의문이 들 것이다. '그렇다면 나의 only one을 어떻게 골라야 돼?'

내게 맞는 화장품을 찾자고 세상에 출시된 모든 화장품을 시험해보다간 평생이 걸려도 모자랄 것이다. 인생 목표가 '내게 맞는 화장품 찾기'가 아닌 이상 화장품에만 매달리기에는 우리가 할 일이 너무 많다.

더군다나 피부는 시시각각 변한다. 그러므로 1년 전에는 아무 문제 없던 크림도 현재의 나에게는 트러블을 일으킬 수 있다. 즉 그때그때 적절하게 피부에 맞는 화장품을 골라낼 수 있는 방법 또는 시스템이 필요한 것이다. 하지만 안타깝게도 그것은 테크놀로지의 최고봉에 있는 대형 화장품 회사들도 제시하지 못한다.

필자들은 이 부분에서 엄청난 고민을 했다. 필자들의 주장을 그저 '쓰지 마, 위험해' 정도의 수준에 머무르게 하지 않으려면 각성에 이어 대안을 제시하는 것이 책무일 텐데, 이 방법이 여러분들에게 어떻게 받아들여질지 또한 걱정이 되었기 때문이다. 하지만 용기와 신념으로 털어놓으려 한다.

AK Applied Kinesiology 의학에서 해답을 찾다

필자들은 최근 미국에서 대체의학의 조류로 인정받고 있는 응용근신경학(AK, Applied Kinesiology)에 주목했다. AK 의학을 체계화한 사람은 미국의 카이로프랙틱 의사인 조지 굿하트 박사인데, 1964년에 근육 테스트 방법을 표준화했고 전인적인 치료 분야를 개척하여 응용근신경학이라 명명했다.

근육 반응 테스트는 뇌신경계가 어떻게 외부의 자극에 적절히 반응하는가를 판단하는 검사다. 예를 들어 여러분이 한의원 같은 곳에서 한 번쯤은 해보았을 '오링O-ring 테스트'와 맥락이 통한다고 할 수 있다(오링 테스트를 만든 오무라 요시야키나 존 다이아몬드, 데이비드 호킨스 등 유명 의학 박사들의 뿌리가 AK 의학이다. AK 의학의 목적은 개개인의 상태를 아주 세밀하게 판단하여 가장 적절한 대안을 제시하는 데 있다).

인간은 이로운 자극이 가해지면 본능적으로 뇌기능 활성화 및 척추 전각 세포가 자극되어 외부 자극에 적절히 반응하게 되어 있고, 해로운 자극인 경우 뇌 신경계가 비활성화되어 외부 자극에 적절히 반응할 수 없게 된다. 긍정적인 자극인 경우 몸의 상태가 좋아져 자극에 적절히 반응할 수 있도록 몸을 최적의 상태로 만들어놓지만, 부정적인 자극이 오면 몸의 상태가 적절한 반응을 취할 수 없는 상태가 된다는 것이다. 즉 긍정적인 자극일 때는 근육이 강화되어 힘이 세지고, 부정적인 자극일 경우엔 근육이 약화되어 힘이 약해진다.

실제 근육 반응 테스트를 해보면 상대방이 근육을 일정한 힘으로 누를 때 정상적인 컨디션이라면 그 힘에 적절하게 버틸 수 있다. 하지만 만약 해로운 자극이 주어지면 뇌 신경계 및 전각 세포가 비활성화되어 근육을 일정한 힘으로 누를 때 버티지 못하고 떨어지게 된다.

이때 중요한 것은 근육의 절대적인 힘이 아니라 가해지는 힘의 변화에 대하여 뇌신경계가 어떻게 적절히 반응하는가를 판단하는 것이다. 쉽게 해볼 수 있는 방법은 음식으로 하는 것이다. 천연 영양식품을 가지고 검사해보면 팔에 버틸 수 있는 힘이 생기는데, 인공감미료를 들고 검사할 때는 버티는 힘이 천연 영양식품 때보다 훨씬 약해진다. 쉽게 그 차이를 느낄 수 있으므로 이 테스트로 내게 이롭거나 해로운 성분을 가려낼 수 있다.

근육 테스트의 기원은 상당히 오래되어서, 옛날 심마니들이 생소한 약초를 캐면 그것에 독이 있는지 없는지 알아보기 위해 근육 테스트를 했다는 기록도 있을 정도다. 인간은 본능적으로 자신에게 도움이 되는 것을 찾고 자신에게 해가 되는 것을 피한다. 이는 인류가 수만 년 간 시행착오를 통해 쌓은 정보가 인류의 유전자에 속속들이 남아 있기 때문이다.

필자들은 이 분야를 연구하면서 근육 반응 테스트야말로 우리에게 숨겨진 '직관'을 되살리는 테스트가 아닌가 생각하게 되었다. 실제 어린 아이들을 대상으로 근육 테스트를 해보니 어른들보다 훨씬 더 분명하게 자신에게 좋은 것과 해로운 것을 가려냈다는 임상 결과가 보고된 바 있다.

근육 반응 테스트를 화장품에 응용하는 방법은 무척 간단하다. 테스트 할 화장품을 조금 덜어내 한쪽 손 위에 올려놓는다. 다른 쪽 팔을 몸통과 90도가 되도록 '앞으로 나란히'를 한다. 이때 다른 사람이 팔을 아래로 내려가게 힘을 주고, 테스트하는 사람은 팔을 버텨본다.

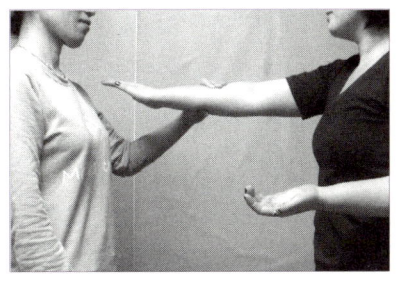

여러 가지 화장품들을 시험하다 보면 상대적으로 팔의 힘이 세지거나 약해지는 화장품이 있음을 느낄 것이다. 이때 근육이 강화되어 팔에 힘이 세지는 화장품이 내 피부에 이로운 것이다.

Cosmetics Counseling

AK 의학은 '몸은 지혜를 가지고 있다'는 전제하에 출발한다. 몸은 본능적으로 자신에게 가장 최적의 것이 무엇인지 알고 있다는 얘기다.
근육 반응 테스트 역시 이 같은 사실을 뒷받침한다. 사실 방법이 너무 간단해서 얼핏 별 거 아닌 것 같지만, 이를 증명할 만한 수많은 논문과 연구가 있으니 안심하고 시도해보기 바란다.

무독성 비누, 내 손으로 만들어 쓰자

　　　　　　　　가공식품에 들어가는 화학 첨가물에 대해서는 매체들이 앞을 다투어 다루었기에 소비자들에게 어느 정도 널리 알려져 있다. 그런데 화장품 첨가물에 대해서는 일단 먹는 것이 아니기에 소비자들이 방심하고 있지 않나 하는 생각이 든다.

　일단 '가공' 제품을 화학 첨가물 없이 만든다는 것은 거의 불가능에 가깝다. 웰빙을 추구하는 많은 가정들이 가공식품을 식단에서 추방했지만, 정말 피할 수 없기 때문에 타협을 하게 된 가공식품들이 있을 것이다. 안타깝지만 화장품 역시 그렇다. 첨가물이 싫지만 아예 안 쓰고 살 수는 없다. 가려 쓰고 적게 쓰는 것만이 유일한 방법이다.

그나마 희망적인 것은 적어도 세숫비누만큼은 화학 성분이 없는 무독성 제품을 우리 스스로 만들어 쓸 수 있다는 점이다. 일반 비누를 사용하면 피부가 건조해지며 당기고, 가렵고, 각질이 생기고, 알레르기 등 트러블이 일어나기도 한다고 호소하는 민감한 분들이 많다. 그래서 저가의 화학 비누를 피해 고가의 천연 비누를 사서 쓰기도 하는데, 앞으로는 직접 만들어 써보는 게 어떨까?

샴푸, 클렌징 폼, 바디클렌저 등 목용 용품들을 사들일 비용의 10분의 1이면 천연 비누를 만드는 데 필요한 장비를 모두 갖출 수 있다. 집에 있는 주방 기구로 대체한다면 2~4가지 재료만 추가하면 된다.

만드는 방법도 그리 어렵지 않다. 독성 성분에서 해방되니 피부 좋아지고, 돈도 굳고, 만드는 재미도 있고, 내가 직접 만들었으니 신뢰성 100%의 일석사조 효과를 누릴 수 있다.

우리에게 글리세린을 돌려줘

세숫비누는 유지(동·식물성기름) + 가성소다 NaOH + 물을 원료로 하는데, 대량으로 생산되는 비누는 단가를 낮추기 위해 동물성기름 등 저급 오일을 사용한다. 유지를 가수분해하면 지방산과 글리세린이 많이 생성되는데, 지방산과 가성소다의 나트륨 이온이 결합한 것이 비누가 되며 이를 비누화과정이라고 한다.

그런데 공장에서 생산된 세숫비누에는 글리세린이 들어 있지 않다.

천연 보습제인 글리세린은 어디로 갔을까?

글리세린은 점성을 높여 기계화과정을 방해하므로, 공장에서는 대량 생산을 위해 염석 과정(소금물을 넣어 끓여 글리세린을 분리시키는 것)을 통해 글리세린을 걸러내 화장품의 보습 원료로 보낸다. 그리고 나머지 원료에 세정력을 높이기 위한 합성 세제, 보존 기간을 늘리기 위한 방부제, 계면활성제, 화학 응고제, 경화제 등 각종 석유화학 계통의 성분들을 대거 첨가한다.

비누는 물의 힘으로 거품을 내 표면의 때를 제거하는 원리다. 피부에 머무는 것이 아니라 씻어내는 것이므로 만드는 데 고도의 기술은 필요치 않다. 피부에 자극을 주지 않고, 피부의 피지를 필요 이상 제거하지 않고, 씻고 난 뒤에도 피부를 촉촉하게 보호해줄 수 있다면 더 바랄 것 없는 최고의 비누다.

특별한 비법이나 절차, 궁극의 레시피가 있는 것이 아니므로 누가 어떻게 만드느냐보다는 어떤 재료를 쓰느냐가 더 중요하다. 따라서 전문가가 아니더라도 내게 맞는 천연 재료를 선택하여 쉽게 만들 수 있다.

단, 목적을 분명히 해야 한다. 필자들의 목적은 총천연색이나 예쁜 장식, 투명함 등 아름답고 강한 향내가 나는 세숫비누를 만드는 것이 아니라 내 피부를 건강하게 유지시켜줄 진짜 천연 비누를 만드는 것이다. 그러자면 현재 통용되고 있는 천연 비누 만드는 방법에 대해서도 숙고할 필요가 있다는 판단이다.

홈메이드 비누를 만드는 다양한 방법

인터넷이나 책에서 소개하는 천연 비누 만드는 법은 크게 녹여 붓기 MP, melt & pour, 저온법CP, cold process, 고온법HP, hot process, 리배칭법 rebatching, 솝 파우더를 이용한 방법 등 총 5가지 정도로 구분된다. 그러나 이런 방법들은 천연 제조의 의미보다는 단순히 손쉽게 만드는 홈메이드를 강조하거나, 예쁜 장식과 색상을 강조하여 선물용 비누 만들기, 비누 재활용에 초점을 맞춰 접근한 사례가 무척 많다.

현재 가장 애용되는 방법은 'MP melt & pour'라고 부르는 녹여 붓기다. 시중에 판매되는 녹여 붓기용 비누 베이스(비누 소지)를 녹여서 원하는 틀에 부어 비누를 만드는 방법인데, 가성소다를 사용하지 않으므로 단순하고 간편하지만, 비누의 주원료인 비누 베이스 자체가 공장 제품이라 2차 응용에 불과할 뿐 완전한 의미의 천연이라 할 수는 없다.

비누 베이스는 제품에 따라 1kg을 기준으로 3,500원에서 1만 원을 넘는 것까지 다양하게 시판되고 있다. 물론 그중에는 질 나쁜 중국산 비누 베이스도 다수 유통되고 있다.

첨가물만 내가 선택할 수 있다 해서 이것을 천연 비누라 부를 수는 없을 것 같다. 특히 베이스를 녹이는 과정에서 비누의 좋은 성분이 파괴될 우려가 있기 때문에 효능 면에서도 저온법보다 다소 떨어진다는 단점이 있다.

보통 투명 비누나 액체 비누를 만들 때 사용되는 고온법은 과정이 너무 복잡한 것이 단점이고, 리배칭법은 비누의 재활용 정도라 생각하면 된다. 또 솝 파우더 방법은 가성소다를 사용하지 않고 녹일 필요도 없어 어린이조차 손쉽게 만들 수 있다는 장점이 있지만, 솝 파우더 자체에 계면활성제와 같은 첨가제가 들어 있어 천연과는 거리가 멀다.

장이 오래 묵을수록 명품이 되듯, 불편하고 손은 좀 많이 가지만 고온법 또는 저온법이 정석이다. 이 방법들을 사용하면 재료만 제대로 쓰면 우리가 원하는 비누를 만들 수 있다. 예쁜 투명 비누에 대한 열망을 잠재울 수 있다면 고온법보다는 저온법을 적극 추천하는 바이다.

저온법 CP, cold process으로 비누 만들기 위한 준비

보통 불투명 비누라고 부르는데, 이 방법은 재료와 첨가물 선택이 자유로워 다양한 스타일의 비누를 만들 수 있다.

가성소다와 베이스 오일(지방산 유지)을 상온(40~50도)에서 잘 저어주면 비누화 반응이 일어나게 된다. 처음엔 물처럼 점도가 낮지만 점점 죽이나 크림스프와 같은 '트레이스trace 상태'가 된다. 팜 오일이나 코코넛 오일 등 포화지방산은 트레이스 상태에 빨리 도달하고, 고급 오일일수록 시간이 오래 걸리는 경향이 있다.

비누가 된 뒤 틀에 부어 24시간 동안 따뜻한 온도를 유지해주고, 그 뒤 틀에서 빼 4~6주 정도 숙성시키면 완성이다. 그럼 비누 만들기에 꼭 필요한 기본 장비를 살펴보자.

① 핫플레이트 : 편하긴 한데 휴대용 부스터로 대신해도 된다.
② 전자저울 : 원 재료 계량에 필수이므로 꼭 마련해야 한다.
③ 내열 용기 2개 : 열을 가할 수 있는 비커나 스테인리스 냄비로 대용 가능하다.
④ 핸드 블렌더 : 필수는 아니지만 이게 없으면 손으로 저어야 하므로 팔이 좀 고생한다.
⑤ 주걱 : 고무 주걱이 제일 편하지만 없다면 다른 주걱으로 대용 가능하다.
⑥ 온도계 : 역시 필수품이다.
⑦ 비누 틀 : 집에 있는 각종 그릇을 이용해도 되고, 우유팩, 과자를 포장했던 플라스틱 박스 등 비누 틀로 활용할 수 있는 물건은 주변에 널려 있다.
⑧ 칼과 도마, 그리고 타월 : 새로 장만할 필요 없이 집에 있던 걸 써도 상관없다.
⑨ 면장갑과 마스크 : 가성소다가 강염기이므로 아무래도 완전무장하는 게 좋다.

본격적으로 비누를 만들자

비누 만들기에 필요한 재료는 가성소다, 베이스 오일, 물(증류수) 이 세 가지만 있으면 된다(베이스 오일의 기능과 효과는 뒤에 나오는 표를 참조하기 바란다).

① 먼저 모든 재료를 미리 계량해놓자.

예) 올리브 오일 100g, 가성소다 13.4g, 증류수 35g

올리브 오일의 비누화 값이 0.134이므로 0.134×100=13.4가 된다. 비누화 값이란 비누 만들 때 필요한 오일 1g당 가성소다의 양을 말한다. 오일마다 약간씩 다르므로 반드시 표를 참조하자. 증류수는 총 오일 양의 30~40%가 적당하다.

② 내열 용기에 계량된 증류수를 붓고 가성소다를 조금씩 넣으면서 녹인다. 이때 조심해야 할 점이 있다. 만일 가성소다에 물을 부으면 급격한 반응으로 위험한 사고가 일어날 수 있다. 조금씩 천천히 저어 완전히 녹인 후 40~50도 사이로 식힌다.

③ 계량한 베이스 오일을 내열 용기에 약한 불로 가열하여 저어서 완전히 녹인 후 가성소다와 같은 온도(40~50도) 사이가 되면 불을 끈다.

④ ②에서 만든 가성소다수를 베이스 오일(지방산 유지)에 천천히 부으면서 주걱으로 섞는다. 핸드 블렌더로는 5~15분, 손으로는 20~30분 정도 계속 저어준다.

⑤ 베이스 오일이 마요네즈처럼 걸쭉해지면(비누 용액을 주걱으로 떨어뜨려 보았을 때 자국이 생기면) 트레이스가 만들어진 것이다. 이때 에센셜 오일이나 드라이 허브와 같은 첨가물 등을 넣으면 된다.

⑥ 비닐을 깐 비누 틀에 비누 용액을 붓고 랩이나 비닐로 덮은 뒤, 타월 또는 담요로 감싸서 24시간 보온한다. 겨울에는 난방 기구와 가까운 곳, 여름엔 에어컨을 켜지 않은 방이면 된다.

⑦ 24시간이 지나면 틀에서 빼내어 적당한 크기로 자르고 4~6주 숙성 건조시킨다. 좋은 비누를 만들려면 숙성 건조가 매우 중요한데, 덜 숙성되면 가성소다의 분해가 덜 이뤄져서 피부에 따가울 수 있다. 충분히 시간을 갖고 잘 말리자.

오일별 비누화 값

베이스 오일	가성소다 비누화 값
스위트아몬드 오일(Sweet Almond Oil)	0.136
로즈힙시드 오일(Rose Hipseed Oil)	0.1378
살구씨 오일(Apricot Kernel Oil)	0.135
EMU(에뮤 오일)	0.1359
아보카도 오일(Avocado Oil)	0.133
팜 오일(Palm Oil)	0.141
달맞이유(Evening Promise Oil)	0.135
캐놀라 오일(Canola Oil)	0.1324
밀랍(Bees wax)	0.069
피마자 오일(Castor Oil)	0.1286
보라지 오일(Borage Oil)	0.1357
코코아버터(Cocoa Butter)	0.137
팜버터(Palm Butter)	0.156
코코넛 오일(Coconet Oil)	0.19
팜 커널 오일(Palm Kernel Oil)	0.156
옥수수유(Corn Oil)	0.136
피넛 오일(Peanet Oil)	0.135
면실유(Cottonseed Oil)	0.1386
호박씨 오일(Pumpkinseed Oil)	0.135
아미씨 오일(Flaxseed Oil)	0.135

미강유(Rice Bran Oil)	0.128
포도씨 오일(Grapeseed Oil)	0.126
홍화씨 오일(Safflower Oil)	0.136
헤이즐넛 오일(Hazelnet Oil)	0.1356
참기름(Sesame Seed Oil)	0.133
햄프씨드 오일(Hemp Seed Oil)	0.1345
시어버터(Shea Butter)	0.128
호호바 오일(Jojoba Oil)	0.069
식물성 쇼트닝(Shortening-Vegetable)	0.136
라놀린(Lanolin- Wool Fat)	0.0741
콩 오일(Soybean Oil)	0.135
마카다미아 오일(Macadamia Oil)	0.139
해바라기씨 오일(Sunflowerseed Oil)	0.134
밍크 오일(Mink Oil)	0.14
월넛 오일(Walnet Oil)	0.136
님 오일(Neem Oil)	0.1387
윗점 오일(Wheat Germ Oil)	0.131
올리브 오일(Olive Oil)	0.134
동백 오일(Camellia Oil)	0.1362
올리브포머스 오일(Olive Pomace Oil)	0.156

베이스 오일별 효능

- 올리브 오일 : 가장 오랜 역사를 자랑하는 베이스 오일로 보습 효과가 뛰어나다. 식용으로는 엑스트라 버진이 최상급이지만 비누를 만들 때는 퓨어나 퍼미스 등급을 사용한다.

- 팜 오일 : 비누가 단단해지고 조밀한 거품을 일으킨다. 보습 효과가 좋다.
- 코코넛 오일 : 비누가 단단하고 거품이 풍부하며 세정력도 뛰어나다. 섭씨 25도 이상에서는 액체 상태이나 온도가 그보다 낮으면 고체 상태가 된다.
- 포도씨 오일 : 비타민, 미네랄, 철분이 풍부하며 항산화 작용으로 노화를 방지한다. 비누의 보존성을 높여준다.
- 피마자 오일 : 레티놀산이 풍부하며 점착성과 투명성이 있다. 풍부한 거품을 내며 촉촉한 느낌을 준다.
- 호호바 오일 : 피지와 가장 유사한 성분을 가졌다. 산화 방지 성분이 있는데, 전체 베이스 오일 용량의 10% 미만만 넣는 것이 좋다.
- 동백 오일 : 보습 및 피부 진정, 아토피 피부염에 효과가 있으며 머리칼에 생기와 광택을 준다.
- 해바라기씨 오일 : 비타민 A, E가 풍부하며 보습 효과가 있다.
- 코코아 버터 : 달콤한 초콜릿 향기가 특징이며 보습 효과가 있다. 베이스 오일에 10~20% 정도 블렌딩하면 촉촉하고 단단한 비누가 만들어진다. 알레르기가 있는 사람은 피해야 한다.
- 미강유 : 구하기 쉽고 저렴하며 트레이스가 빨리 완성된다. 비타민 E와 미네랄이 풍부하다.
- 쉬어버터 : 부드럽고 풍부한 거품이 특징이며 건조한 피부에 좋다.
- 스위트아몬드 오일 : 보습력이 좋으나 쉽게 변질되는 것이 단점이다.
- 달맞이꽃 종자 오일 : 감마 리놀렌산이 풍부해 가려움증, 아토피 등을 진정시키고 피부의 상처와 건조를 치유하는 데 도움을 준다. 베이스 오일의 5% 정도만 블렌딩하는 게 좋다.

- 홍화씨 오일 : 보습력이 좋으며 골절 치료에 도움을 준다.
- 밀랍 : 비누가 빨리 굳도록 돕는다. 전체 베이스 오일의 1~2%만 블렌딩한다.
- 아보카도 오일 : 비타민 A, E, 레시틴이 풍부해 보습 효과가 뛰어나다. 촉촉하고 부드러운 비누가 만들어져 유아용 비누로도 사용 가능하다.
- 옥수수 오일 : 비타민 E를 다량 함유한 게 특징이며 가격이 저렴하고 구하기 쉽다.
- 콩기름 : 비타민 E가 풍부하며 가격이 저렴하고 구하기 쉽다.
- 피넛 오일 : 향이 강하고 비타민이 들어 있다. 땅콩 알레르기가 있는 사람은 피해야 한다.
- 면실유 : 피넛 오일과 비슷하다.
- 호두 오일 : 리놀렌산을 함유하여 피부 진정, 보호 효과가 있다.
- 참기름 : 비타민 E를 다량 함유하고 있다. 올리브 오일과 비슷하다.
- 쇼트닝 : 식물성기름과 면실유를 섞어서 수소화한 다음 상온에서 굳힌 것으로 제조사마다 오일의 내용이 다르다.
- 카놀라 오일 : 트레이스가 나오기 힘드므로 코코넛 오일과 함께 블렌딩해야 한다.
- 헤이즐넛 오일 : 올레인산이 풍부하며 보습 효과가 뛰어나다. 트레이스가 나오기 힘드므로 코코넛 오일과 함께 블렌딩해야 한다.
- 헴프씨드 오일 : 양귀비씨에서 채취한 녹색의 오일로 보습력이 뛰어나다. 구하기 힘들고 변질이 쉽다.
- 마카다미아넛 오일 : 건성, 노화 피부에 좋다.
- 로즈힙시드 오일 : 화상, 얼굴 주름, 수술 후 생긴 상처 자국에 좋다.

Cosmetics Counseling

수제 비누에 첨가물로 아로마 에센셜 오일을 넣을 수 있지만, 숙성 과정에서 향이 거의 날아가므로 효능을 기대하긴 어렵다. 시중에서 파는 천연 비누에 천연 향이나 에센셜 오일을 사용한 경우라도 향이 별로 강하진 않을 것이다. 만일 향이 강하다면 인공 향을 썼거나 섞은 경우가 대부분이다. 건강을 생각하는 비누를 만들면서 굳이 인공 향을 넣지는 말자.

비누 만들기에서는 베이스 오일이 가장 중요하다. 숙달되면 베이스 오일을 2~5가지 섞어 블렌딩해서 만들 수도 있다.

참고 문헌 및 사이트

- women's body women's wisdom / christiane northrup / Bantam / 1998
- you : the owener's mannual / michael F. roizen , mehmet C. o z/ harper collins / 2005
- 피부과학 / 대한피부과학회 교과서 편찬위원회 / 여문각 / 2008
- Basic Clinical Massage Therapy / Clay,James H., MMH, NCTMB and David M. pounds MA,BS / Lippincott Williams&Wikins / 2003
- 근골격해부학 / 정진우 / 대학서림 / 2006
- 화장품 화학 / 하병조, 김주혁, 양현옥, 최은영, 고원배 / 수문사 / 2002
- 우리 몸은 거짓말하지 않는다 / 이승원 / 김영사 / 2006
- The Aromatherapy Bible : The Definitive Guide to Using Essential Oils / Gill Farrer-Halls/sterling / 2005
- Power vs. Force : The Hidden Determinants of Human Behavior / David R. Hawkins / Hay House / 2002
- what's age got to do with it / robin mcgrow / thomas nelson / 2009
- The Complete Guide to Aromatherapy / Salvatore Battagila / Perfect Potion / 1995
- Organic Body Care Recipes / Stephanie Tourles / Storey Publishing, LLC / 2007

- The Psychology of Cosmetic Treatments / Jean Ann Graham, Albert Kligman / Praeger / 1985
- Carole Maggio Facercise : The Dynamic Muscle-Toning Program for Renewed Vitality and a More Youthful Appearance / Carole Maggio / Perigee Trade / 2002
- Not just a pretty face : the ugly side of the beauty industry(Malkan, Stacy)
- Don't go to the cosmetics counter without me : a unique guide to over 35,000 products, plus the latest skin-care research(Begoun, Paula)
- A Consumer's Dictionary Of Cosmetic Ingredients(Winter, Ruth)
- 成分表示でわかる化粧品の中身(森田敦子)
- 化粧品の眞實―美しくするためのものが、あなたの素肌を壊している (kevin donovan)
- '줄기세포 화장품' 안전성 논란 외(2009. 1. 15 보건복지 뉴스)
- バカがつける化粧品:あなたの素肌は'20代で乾燥肌'30代で小ジワ、40・50代でカサカサ・シワシワ(小澤王春)
- www.cosmeticsdatabase.com
- www.kcia.or.kr
- http://ezcos.kfda.go.kr

지갑 속에 쏙! 가장 피해야 할 20가지 화장품 성분 카드

가장 피해야 할 화장품 성분 20가지

디부틸히드록시톨루엔(DHT) | **미네랄 오일** | **부틸하이드록시아니솔(BHA)** | **소디움라우릴황산염, 소디움라우레스황산염** | **소르빈산** | **아보벤젠** = 파르솔 1789, 부틸메록시디벤조일메탄 | **옥시벤존** = 벤조페논-3 | **이미다졸리디닐유레아, 디아졸리디닐유레아, 디엠디엠히단토인** | **이소프로필메틸페놀** = 이소프로필크레졸, o-시멘-5-올 | **이소프로필알코올** = 프로필알코올, 프로페놀, 이소프로페놀, 러빙알코올 | **인공 향료** | **티몰** | **트리에탄올아민(TEA)** | **트리이소프로파놀아민** | **트리클로산** | **파라벤** = 파라옥시안식향산에스테르 | **페녹시에탄올** | **폴리에틸렌글리콜(PEG)** | **합성착색료** = 황색 4호, 적색 219호, 황색 204호, 적색 202호 등 | **호르몬류** = 에스트로겐, 난포호르몬, 에스트라지올, 에티닐에스트라지올

가장 피해야 할 화장품 성분 20가지

디부틸히드록시톨루엔(DHT) | **미네랄 오일** | **부틸하이드록시아니솔(BHA)** | **소디움라우릴황산염, 소디움라우레스황산염** | **소르빈산** | **아보벤젠** = 파르솔 1789, 부틸메록시디벤조일메탄 | **옥시벤존** = 벤조페논-3 | **이미다졸리디닐유레아, 디아졸리디닐유레아, 디엠디엠히단토인** | **이소프로필메틸페놀** = 이소프로필크레졸, o-시멘-5-올 | **이소프로필알코올** = 프로필알코올, 프로페놀, 이소프로페놀, 러빙알코올 | **인공 향료** | **티몰** | **트리에탄올아민(TEA)** | **트리이소프로파놀아민** | **트리클로산** | **파라벤** = 파라옥시안식향산에스테르 | **페녹시에탄올** | **폴리에틸렌글리콜(PEG)** | **합성착색료** = 황색 4호, 적색 219호, 황색 204호, 적색 202호 등 | **호르몬류** = 에스트로겐, 난포호르몬, 에스트라지올, 에티닐에스트라지올

가장 피해야 할 화장품 성분 20가지

디부틸히드록시톨루엔(DHT) | **미네랄 오일** | **부틸하이드록시아니솔(BHA)** | **소디움라우릴황산염, 소디움라우레스황산염** | **소르빈산** | **아보벤젠** = 파르솔 1789, 부틸메록시디벤조일메탄 | **옥시벤존** = 벤조페논-3 | **이미다졸리디닐유레아, 디아졸리디닐유레아, 디엠디엠히단토인** | **이소프로필메틸페놀** = 이소프로필크레졸, o-시멘-5-올 | **이소프로필알코올** = 프로필알코올, 프로페놀, 이소프로페놀, 러빙알코올 | **인공 향료** | **티몰** | **트리에탄올아민(TEA)** | **트리이소프로파놀아민** | **트리클로산** | **파라벤** = 파라옥시안식향산에스테르 | **페녹시에탄올** | **폴리에틸렌글리콜(PEG)** | **합성착색료** = 황색 4호, 적색 219호, 황색 204호, 적색 202호 등 | **호르몬류** = 에스트로겐, 난포호르몬, 에스트라지올, 에티닐에스트라지올

소중한 사람에게 선물하세요